골드 PTT를 이용한 미용치료

골드 PTT를 이용한 미용 치료

발 행 일	2020년 9월 16일 인쇄 2020년 9월 26일 발행
저 자	이상주
발 행 인	윤주원
표지디자인	허인영
발 행 처	정우의학서적
등 록	제 319-2005-4
주 소	06910) 서울 동작구 흑석로 13가길 33
전 화	02-822-1361
팩 스	02-822-1378
이 메 일	ketmowo@hanmail.net
I S B N	979-11-90050-10-4
정 가	55,000원

골드 PTT를 이용한 미용치료

머리말

"골드 PTT를 이용한 미용치료" 간행에 즈음하여 대표 저자로서 큰 기쁨과 함께 막중한 책임감을 느낍니다.

오늘날 사회 발전과 더불어 개개인의 미적 욕구가 증가하면서 피부 건강과 미용치료에 대한 관심이 그 어느 때보다 높아졌습니다. 이러한 높아진 미의식과 발전하는 피부과학을 반영한 다양한 미용치료가 피부과를 포함한 여러 병의원을 중심으로 증가하고 있습니다. 또한 많은 선후배, 동료 의료진과 미용 산업에 종사하는 많은 분들의 노력 덕분에 한국이 아시아 뿐만 아니라 세계 시장에서 미용 치료를 선도하고 있습니다.

PTT는 암을 비롯한 여러가지 질환들을 나노 입자와 전자기 파장을 이용하여 치료하는 방법으로, 이에 대한 임상적 연구는 1970년대 중반부터 추진되었습니다. 최근에 PTT는 질병 치료 뿐만 아니라 여드름, 넓은 모공, 피부노화의 개선 등의 미용 치료로 확대되고 있으나 이 분야에 대한 자료가 많이 부족하고, 표준화된 치료 지침이 없는 것이 현실입니다. 이에 저자들은 미용 치료에 골드 PTT를 사용하고자 하는 분이나 관심이 있으신 분 모두에게 조금이나 도움이 되도록 본서를 구성하였습니다.

본서는 총 19장으로 구성되어 있습니다. 1장에서 6장까지의 전반부는 총론에 해당하고, 7장 이후부터는 각론에 해당합니다. 각론은 여드름, 넓은 모공, 피부노화의 치료법과 실제 임상 치료경험을 위주로 구성하였습니다.

본서에는 골드 PTT에 관한 많은 내용을 소개하려고 노력하였습니다. 그러나 지금 이 시간에도 급속히 발전하는 피부과학과 날마다 소개되는 새로운 치료법을 모두 담기에는 역부족이었습니다. 혹여 미진한 부분은 추후에 보완할 것을 약속드리며 다시 한번 독자 여러분의 뜨거운 성원과 지도 편달을 부탁합니다.

끝으로 피부과학 분야에 많은 가르침을 주시고 본서를 감수해 주신 전수일 교수님과 은사이신 이승헌 교수님, 책의 기획부터 발간까지 무한한 열의를 보여주신 여러 집필진 선생님들, 여러 분야에서 물심양면으로 도와주신 많은 분들과 특히 도서 발간에 아낌없이 지원해 주신 정우의학서적의 윤주원 사장님께 감사드립니다.

2020년 8월

저자대표 이상주

추천의 글

여드름은 피부과 외래에서 흔히 접하는 피부질환으로 제때 적절하게 치료하지 않으면 흉터로 이어져 평생을 안고 가는 피부질환입니다. 현재까지 여드름의 치료에서 중심이 되는 일차치료제는 약물요법입니다. 하지만 근래에 높아진 미의식과 피부과학의 발전으로 인해 여드름치료의 이차치료법으로 레이저 시술, 피부관리, 광역동치료, 고주파 치료 등의 다양한 치료법이 시도되고 있습니다.

최근에는 다른 분야에서 사용되는 치료법이 여드름 치료와 피부 미용 치료 분야에 응용되는 것이 늘고 있습니다. 골드 PTT는 암치료 분야에 많이 사용되던 치료법으로, 수년 전부터 여드름, 넓은 모공, 피부노화 등의 치료에 사용되기 시작하였습니다.

이번에 출간된 "골드 PTT를 이용한 미용치료"에서는 대표저자인 이상주 원장님을 포함하여 이 분야에 경험과 지식이 풍부한 국내 최고 전문가들이 골드 PTT 치료의 핵심적인 주제들에 관하여 기술하고 있습니다. 특히 피부과 외래에서 바로 적용이 가능하게 시술법에 대해 자세히 다루고 있어, 이 분야에 관심이 있는 피부과 의사들에게 많은 도움이 될 것으로 생각합니다.

여드름을 포함한 미용 치료를 위해서는 시술법 자체뿐만 아니라, 시술의 부작용과 대처법, 예방법 등에 대해 풍부한 지식이 필요합니다. 또한 장비를 사용하는 미용시술은 장비의 특성도 파악해야 합니다. 그런 측면에서 이 책은 골드 PTT에 관한 정확한 지식을 전달하고 경험을 공유할 수 있는 훌륭한 매개체가 될 것으로 기대합니다.

이와 같은 훌륭한 저서를 저술하여 주신 이상주 대표저자를 포함한 집필진 여러분들의 노고에 감사드리며 골드 PTT를 이용한 미용 치료에 관심이 많으신 피부과 의사 선생님들께 본서를 추천합니다.

감사합니다.

2020년 8월

전남대학교의과대학 피부과
주임교수 이지범

집필진

감 수

전수일

전수일피부과 대표원장
전) 연세대학교 피부과교실 교수

대표 저자

이상주

연세스타 피부과 원장
연세대 의과대학 졸업(학사, 석사, 박사)
대한여드름학회 이사
전) 대한의사협회 보험이사, 대외협력이사
전) 대한피부과학회 의무이사
전) 대한피부과의사회 총무이사, 학술이사, 보험이사, 대외협력이사

집 필 진

김창훈

현) 주식회사 심플스틱 대표이사
엠알베이션 부사장
중원대학교 객원 교수
한국생물공학회 정회원
한국 공업화학회 정회원

노효진

나의미래피부과 대표원장
고신의대 졸업
전) 연세대학교 피부과 임상연구조교수
연세대학교 피부과 외래조교수
대한피부과의사회 상임이사

박귀영

중앙대학교 피부과학교실 조교수
대한여드름학회 간행이사
대한화장품의학회 간행이사
대한광의학회 대외협력이사
대한피부과학회 교육위원

이해웅

루이 피부과 원장
울산의대 졸업
서울아산병원 피부과 전공의, 의학 박사
대한피부과의사회 의무이사
서울 아산병원 피부과 외래 교수

최영준

성균관의대 강북삼성병원 피부과 임상조교수
경희대학교 의학과 졸업
대한미용피부외과학회 학술간사
Keloid Research Foundation 정회원
대한병원협회 수련환경평가위원

목차

01

광열치료

Photothermal therapy, PTT

중앙대학교 피부과학교실
박귀영

1. 광열치료

광열치료 (Photothermal therapy, PTT)는 암을 비롯한 여러가지 임상질환들을 적외선과 같은 전자기파장 (electromagnetic radiation)를 이용하여 치료하는 방식을 의미한다. PTT는 암세포에 열을 가하여 직접 소멸시키거나 각종 항암치료가 더 효과적으로 작용하도록 돕는 방법이다. PTT는 42℃ 이상의 온도에서 암세포가 회복 능력을 잃는다는 사실에 착안한 방법으로, 이에 대한 임상적 연구는 1970년대 중반부터 본격적으로 추진되었다. 이러한 치료 접근은 광민감제와 특정 광에너지를 이용하는 광역동치료 (photodynamic therapy, PDT)과 다소 유사하다.

표 1-1. 광열치료 (PTT)와 광역동치료 (PDT)

	PTT	PDT
활성원	외부 광원	외부 광원
반응원	나노입자	광민감제
작용 기전	열 발생	활성산소 생성
세포 손상	단백변성과 세포막 파괴	국소 소기관 파괴

일반적인 암치료법은 외과적 수술, 항암제를 사용하는 화학요법, 방사선요법 등을 들 수 있는데 각각 고유의 장·단점을 보유하고 있다. 항암치료를 위한 대안적인 치료 방법으로써 레이저와 광민감제를 이용한 광화학반응을 통한 PDT가 이용되어 왔다. 1970년대 후반부터 일본의 동경의과대학 등을 중심으로 PDT에 대한 임상 연구가 진행되었으며, 국내에는 1995년에 처음 도입되어 관련 연구가 활발히 이루어지고 있다. PDT에 쓰이는 광민감제는 정상세포 대비 암세포 축적도가 높고, 투과도가 우수한 근적외선 영역의 빛에 감응하는 것이 유리하다. 이러한 PDT 방법에서는 체내에 투여된 광민감제가 암세포에 선택적으로 축적되도록 한 후, 특정 파장의 레이저를 조사하여 광민감제의 분해 또는 광화학 반응을 통해서 활성산소를 생성해서 주변의 암조직을 파괴하는 것으로 알려져 있다. 암세포의 사멸과정은 활성산소에 의한 직접적인 독성 외에도 암세포 주변의 미세혈관에 손상을 주어 암세포로의 산소와 영양성분의 유입을 차단함으로써 암세포를 사멸시킨다고 알려져 있다. 또한 활성산소의 산화적 스트레스에 기인한 2차 반응으로써 면역학적인 신호체계를 활성화시켜서 암세포에 대한 치료효과를 기대하기도 한다.

이러한 PDT와 비슷하게 빛을 이용한 PTT는 최근 십여 년간 눈부신 발전을 거듭해온 금속나노입자 소재의 연구개발과 연관되어 새로운 주목을 받고 있다. 나노입자를 이용한 PTT에서는 고전적인 광역동적 치료에 사용되는 광민감제 대신 금속나노입자 자체가 레이저 광원의 투사에 따른 축적된 전자기적 에너지를 열로 방출하는 방식을 보유하고 있기 때문에, 광민감제에 대한 면역반응이나 뭉침에 따른 부작용을 피할 수 있는 장점이 있다. 특히, 금 또는 은과 같은 귀금속의 나노입자는 생체에 미치는 독성 면에서 다른 금속입자에 비해서 생체 적합성이 우수하다고 알려져 있어, 실제 응용가능성에 대한 연구가 활발히 이루어지고 있다. 나노의학과 PTT 모두 활용 범위가 넓고 비침습적으로 선택적인 치료를 가능하게 한단 점에서 최근 활발히 연구되고 있는 분야이다. 피부과적으로는 지난 2015년 미국 하버드대학에서 골드 PTT를 여드름치료에 처음 시도한 이후, 2018년 미국 피부과학회 등 해외 저명한 논문에서 치료효과를 발표해 새로운 여드름치료의 대안으로 자리 잡고 있다.

이렇듯 금속 나노입자를 보다 효율적으로 광열요법에 이용하려는 과학적 논의가 지속적으로 이루어지고 있음에도 불구하고 잠재적인 체내 축적과 건강 위험성에 대한 우려가 있으며, 이러한 점이 보다 활발한 나노입자의 적용을 저해하는 요인이 될 수 있다. 이러한 점에서, 탄소 나노 물질과 같은 다른 구조물을 사용하는 연구들도 많이 이루어지고 있다. 탄소나노입자는 비정질 탄소로 구성된 수 나노 미터 크기의 입자로 우수한 화학안정성과 생체적합성을 지닌다. 탄소나노입자는 자외선에서부터 근적외선에 이르는 넓은 영역의 빛 과 상호작용하며, 그 물성에 따라 광발광, 광발열, 광음향, 광역동 등 다양한 광학적 특성을 나타낸다. 질소, 황 등 특정 원소가 도핑된 탄소나노입자는 우수한 광열 특성을 나타내며, 이때 발생하는 열은 암세포를 소멸시키기에 충분한 것으로 알려져 있다. 최근 이러한 광발열 탄소나노입자를 이용해 피부암을 치료하는 연구가 주목을 받았으며, 여기에 표적성을 부여하여 간암, 신장암 등 내부장기 암을 광열치료하기 위한 기술이 개발 중에 있으나 낮은 전달률, 염증성 부작용, 주변 장기에 미치는 악영향 등의 난관이 존재한다.

한편, PTT에 응용하기 위해 지난 몇 년 동안 다양한 유기 근적외선 흡수 나노제들이 등장했다. 이러한 유기나노물질은 PTT에 적합하게 사용되기 위해 몇가지 다음과 같은 특징들을 지녀야 한다; 적합한 크기와 모양, 수용액에서의 퍼짐성, 근적외선 조사의 광-열 전환, 광안전성, 낮은 세포독성과 생체조직에의 축적성. 이러한 유기나노물질들, 특히 근적외선 흡수 염료 함유 나노복합체 (미셀, 지질, 단백질 복합체)는 생분해성이 있으며, 무기물질에 비해 향후 임상적으로 적용하는 데 있어 장애물이 적을 수 있다. 그러나 아직까지는 PTT에서 연구된 유기 근적외선 흡수 염료 중 indocyanine green (ICG) 만이 FDA가 승인한 유일한 염료라는 한계가 있다. ICG의 광열 안정성이 낮아 PTT 효과가 다소 제한되며, 특히 치료 과정에서 높은 레이저 전력이 필요한 경우 더욱 그러한 것도 아쉬운 점이다.

나노입자는 단백질이나 핵산과 같은 생분자와 비슷한 크기, 높은 반응성을 보장하는 넓은 표면적 등의 형태적 특성과 독특한 물리화학적 특성으로 인해 지난 10여 년 동안 생명-의학 분야에서 그 응용이 적극적으로 시도되어 왔다. 그러나 나노물질에 대한 약리학적 측면에서의 이해 부족, 생체 독성에 대한 우려 등으로, 그중 가장 안정적이라고 사료되는 금 나노입자의 경우도 몹시 제한적인 수준에서 임상 연구가 진행 중인 것이 현실이다. 이러한 불명확한 측면에도 불구하고 나노물질을 이용하는 나노의학이 앞으로 다가올 시대의 진단 및 치료 분야에서 주도적인 역할을 할 것이라는 예측에는 이견이 없다. 향후 이러한 나노입자를 이용한 PTT 분야의 활용도가 더 늘어날 것으로 기대되며, 이를 위해 화학, 소재과학, 화학공학, 생명공학, 의학 등 여러 분야의 적극적인 학제간 공동연구를 통해 피부과적 영역을 포함한 생명-의학 분야에서의 보다 효과적이고 안전하고 다양한 PTT 방법을 접할 수 있기를 바래본다.

참고문헌

1. C. Lee, W. Kwon, et al. Biodegradable Nitrogen-Doped Carbon Nanodots for Non-Invasive Photoacoustic Imaging and Photothermal Therapy. Theranostics. 2016;6(12):2196-2208
2. Dilip Paithankar, Fernanda Sakamoto, et al. Acne Treatment Based on Selective Photothermolysis of Sebaceous Follicles with Topically Delivered Light-Absorbing Gold Microparticles. J Invest Dermatol 2015;13:1727-1734
3. Dilip Paithankar, Byeong Hee Hwang, et al. Ultrasonic delivery of silica-gold nanoshells for photothermolysis of sebaceous glands in humans: Nanotechnology from the bench to clinic. J Control Release. 2015;206:30-36
4. Jung HS, Verwilst P, Sharma A, et al. Organic molecule-based photothermal agents: an expanding photothermal therapy universe. Chem Soc Rev, 2018, 47: 2280-2297
5. Shinsuke Nomura1, Yuji Morimoto, et al. Highly reliable, targeted photothermal cancer therapy combined with thermal dosimetry using a near-infrared absorbent. Scientific Reports 2020;10:9765

02

광역동치료

Photodynamic therapy, PDT

1. 광역동치료(PDT)의 정의

광역동치료란 영문으로는 'photodynamic therapy'로 PDT치료법(이하 PDT)으로 국내에 많이 알려져 있다. 광역동치료는 약물과 빛이 서로 상호작용을 하여 원하는 치료 효과를 거두는 방법으로 우선 빛에 반응하는 물질인 광민감제를 원하는 세포에 침투시킨 후, 특정 파장의 광선을 조사하여 원하는 세포만을 선택적으로 파괴하는 일종의 광화학요법이다(그림 2-1). 과거에는 약물을 복용하거나 전신적으로 투여한 후에 빛을 쪼여 주는 전신 광역동치료를 많이 사용하였으나 장시간 동안 빛에 피부나 몸이 과민하게 반응하는 부작용이 있어 최근에는 약물을 바르고 빛을 쪼여 주는 국소 광역동치료를 많이 사용한다.

광역동치료: 광과민 물질(photosensitizer) + 빛(light) = 치료 효과

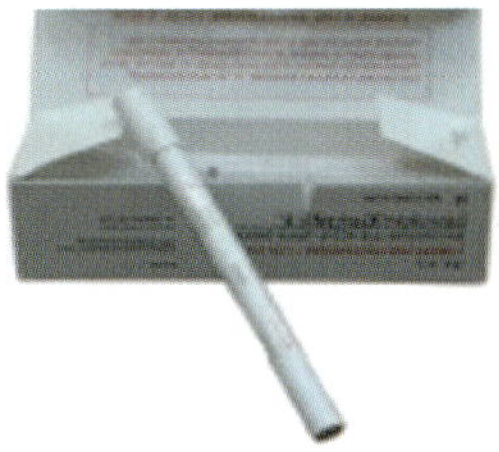

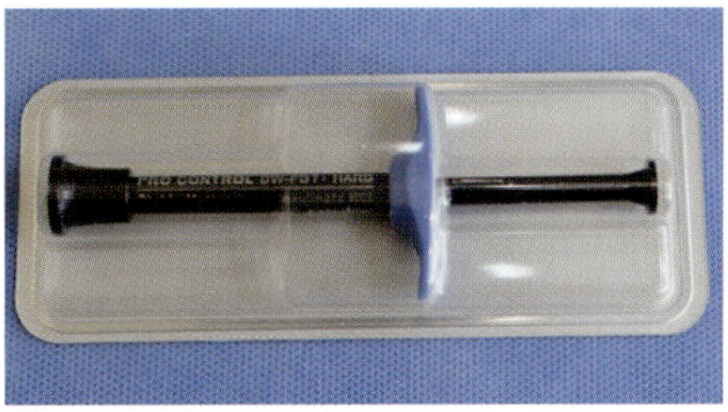

그림 2-1. 광역동치료에 사용되는 약물들

2. PDT의 대상

PDT는 초기에는 광선각화증, 보웬씨병 등 암의 전단계인 전암 병변에 많이 사용되다가 2000년도에 Hongcharu 등이 여드름에 효과적이라고 보고한 후에 여드름 치료를 위해 많이 사용되고 있다. 특히 여드름의 원인인 피지선에 약물이 작용하여 치료 효과를 나타내는 것으로 알려지면서 여드름 치료와 과다한 피지, 넓은 모공의 치료에도 사용되고 있다. 또한, PDT의 광원으로 IPL을 사용하여 피부 노화를 치료하는 경우에는 기존에 IPL을 단독으로 사용하는 것보다 더 효과적인 장점이 있다.

A. 여드름: PDT는 여드름의 원인이 되는 피지선과 여드름균(*C. acnes*)에 작용하여 여드름을 치료한다. 2004년 Gold 박사 등의 연구에 따르면 치료 후 여드름이 50.1% 감소하였고 치료가 끝난 후 3달 후에 71.8% 감소된 것을 보고하였다(그림 2-2).

B. 과다한 피지: PDT는 피지선에 작용하여 피지선을 파괴하므로 과다한 피지 분비에 의한 번들거림을 개선한다.

C. 넓은 모공: 넓은 모공은 피지가 과다하게 분비되거나 피지 주위의 탄력이 떨어지면 생긴다. PDT는 피지선을 파괴하여 피지 분비를 줄이므로 모공이

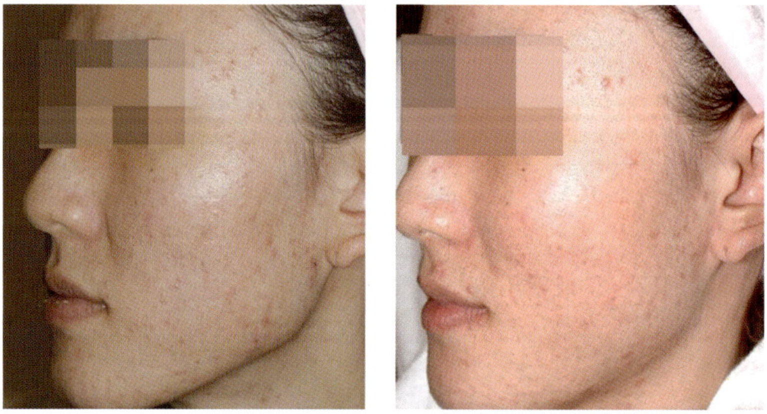

치료 전 치료 후

그림 2-2. 여드름에서 PDT 치료 전후

넓어지는 것을 예방하고 모공을 수축하는 효과가 있다.

D. 코의 블랙헤드: 코에 피지가 쌓여서 생기는 블랙 헤드에도 효과적이다.

E. 여드름 붉은 자국: PDT의 광원으로 브이빔 퍼펙타 레이저(Vbeam Perfecta Laser, Candela Co.) 와 같은 혈관 레이저나 IPL을 이용하는 경우에 붉은 여드름을 치료하는 것 외에 여드름에 의한 붉은 자국도 개선하는 효과가 있다.

F. 등의 여드름: 등이나 가슴 부위와 같이 몸에 생긴 여드름도 PDT가 효과적이다.

G. 사마귀

H. 피부암 치료: 광선각화증과 같은 전암병변이나 보웬씨병, 기저세포암 등의 피부암의 치료에도 이용되고 있다.(그림 2-3)

I. 피부 노화: 색소침착, 잔주름, 탄력감소 등의 피부 노화 증상을 개선하기 위해 IPL을 단독으로 사용하는 것보다 IPL을 이용한 PDT 치료가 효과적인 것으로 알려져 있다.

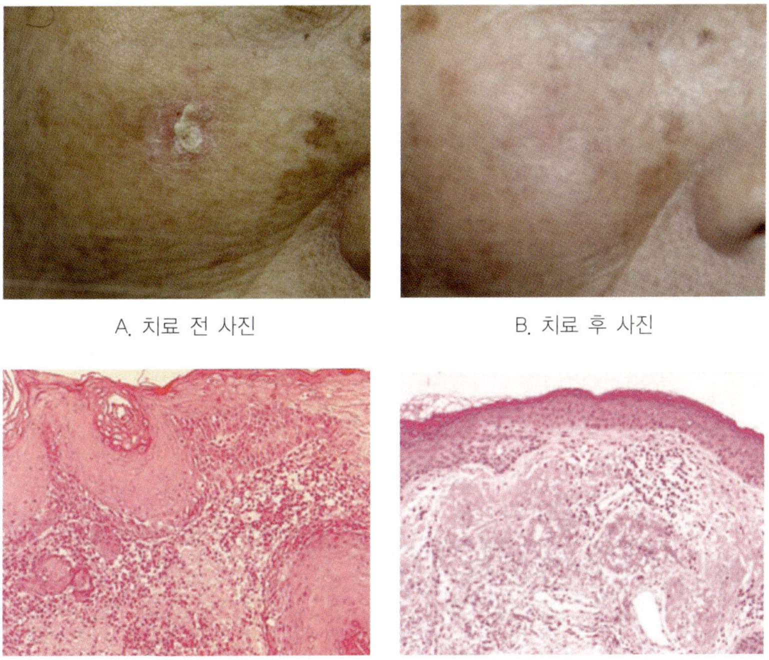

A. 치료 전 사진 B. 치료 후 사진

C. 치료 전 피부 조직 소견 D. 치료 후 피부 조직 소견

그림 2-3. 광선각화증에서 PDT 치료 전후

3. PDT의 원리

여드름 환자 중에 일부는 햇빛을 받으면 여드름이 좋아진다는 사실이 알려지면서 여드름 치료에서 빛이나 광선의 역할에 관한 연구는 오래전부터 있었다. 여드름이 빛을 받으면 좋아지는 것은 여드름의 주 원인균인 여드름균(*C. acnes*)이 생성한 포르피린(coproporphyrin Ⅲ)이 빛을 흡수하면 활성산소가 만들어지고 이 활성산소가 여드름균을 파괴하여 여드름이 좋아지는 것으로 알려졌다. 그러나 여드름이 만들어내는 포르피린의 양이 적어 이들 단독 치료만으로 충분한 효과를 거두기가 어려운 단점이 있다. 그래서 외부에서 포르피린과 유사한 물질을 발라서 피부에 흡수시키거나 주사로 약물을 투여한 후에 광선을 쬐어주어 피지선과 여드름의 원인균을 파괴하는 치료가 PDT이다.

4. PDT의 치료 과정(그림 2-4)

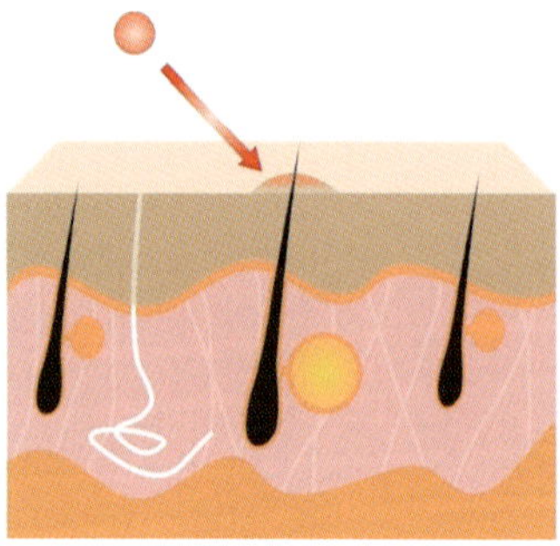

A. 세안 후, 광흡수제가 피부 속에 잘 흡수될 수 있도록 스킨 스케일링을 통해 각질층을 얇게 벗겨 낸다.

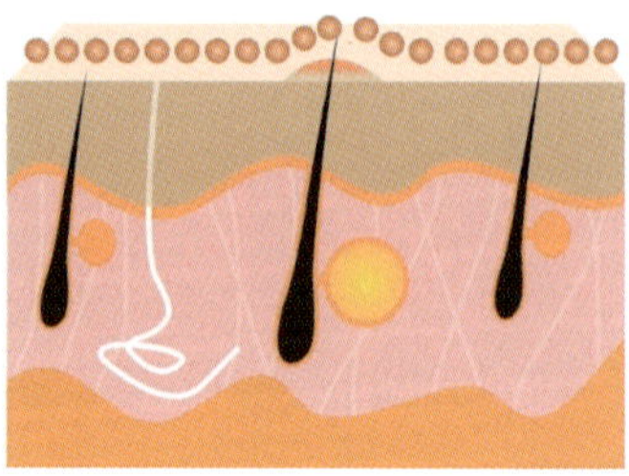

B. 이후, 광흡수제를 시술받고자 하는 부위에 1~2시간 정도 도포한다.

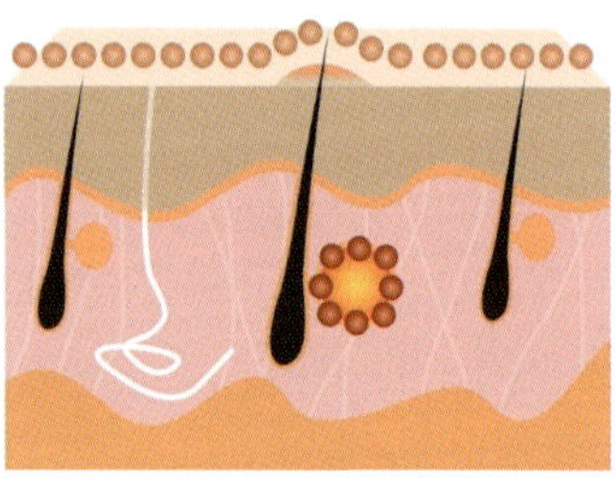

C. 특수 파장의 레이저를 조사하여 피부속 광흡수제를 활성화시킨다.

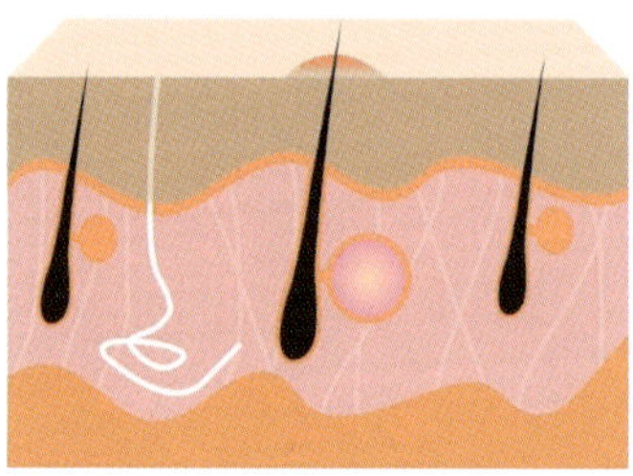

D. 레이저 시술 후 세안으로 치료가 완료된다.

그림 2-4. PDT 치료 과정

1. 세안 후에 꼼꼼하게 클렌징을 한다.
2. 치료 피부에 잘 흡수되기 위해 크리스탈 필링과 같은 미세박피술로 각질층을 정리한다.
3. 광민감제를 발라준다. 빠지는 곳이 없게 하려고 최소한 2번은 꼼꼼히 발라준다.
4. 약물이 원하는 피부층에 흡수되기 위해서는 시간이 필요하므로 약 30분에서 2시간 정도 기다린다. 이때 약물의 흡수를 도와 주기위해 밀폐요법을 시행할 수 있고 빛의 차단을 위해 알루미늄 호일로 밀폐할 수도 있다.
5. 특수한 파장의 레이저나 IPL, 블루라이트 등의 빛을 이용하여 약물을 활성화시킨다.
6. 시술 후에 마스크나 팩을 이용하여 피부를 진정시킨다.
7. 주의 사항을 설명한다. 특히 시술 후 48시간 동안은 강한 빛이나 야외활동은 피하도록 주의시킨다.

5. PDT의 시술 경과

PDT 후에 1~3일 동안 얼굴이 여름철에 햇볕에 탄 것처럼 붉어지고 각질이 심하게 일어날 수 있다. 이때는 가능한 마스크나 팩으로 진정시키는 것이 도움된다. 물론 각질이 벗겨진 후에는 피부가 좀 더 깨끗하다는 느낌을 받는다. 그리고 모공 내의 피지선이 파괴되고 피부가 붓기 때문에 일시적으로 여드름이 올라오거나 피지가 많이 나오는 경우도 있다. 또한 피부가 여름철에 선탠한 느낌으로 약간 검어질 수는 있지만, 시간이 지나면서 다시 정상 피부색으로 돌아온다. 일반적으로 시술 1주 후부터 여드름이 좋아지기 시작하고 피지도 감소된 것을 느낄 수 있다.

6. PDT의 시술 간격과 횟수

여드름에 PDT는 2~4주 간격으로 3-5회 정도의 시술이 기본이다. 스케일링이나 다른 레이저나 고주파 치료와 병행하여 치료할 수도 있다.

7. PDT의 장단점

1) 장점

1. 약물 복용 없는 여드름 치료: 여드름의 가장 일반적이고 보편적인 치료법은 바르는 약물을 바르거나 먹는 약물을 복용하는 방법이다. 먹는 여드름 치료제는 크게 피지조절제로 알려진 비타민 A 유도체와 항생제 계열의 약물로 나누어진다. 비타민 A 유도체 약물은 약물 복용 중에 임신하는 경우에 기형아 유발의 단점이 있고 항생제 계열의 약물은 세균 내성의 문제가 있는데 PDT는 약물의 복용 없이 여드름을 치료할 수 있는 장점이 있다.
2. 장기간의 치료 효과: PDT는 여드름의 원인이 되는 피지선에 직접 작용하므로 치료 효과가 오래 지속된다.
3. 여드름의 재발을 억제: PDT는 다른 치료에 비해 피지선에 작용하여 효과를 나타내므로 재발을 억제해주는 효과도 있다.
4. 빠른 치료 효과: 일반적으로 여드름의 약물치료는 치료 효과가 3~4주에 걸쳐 서서히 나타나는데 반해 PDT는 치료 효과가 빠르다.
5. 부가적인 효과: PDT치료 시 광원을 IPL을 이용한 경우에는 치료 후에 피부 노화 개선, 탄력 증대의 부가적인 효과가 있고 브이빔 레이저(Vbeam laser, Candela Co.)과 같은 혈관레이저를 이용한 경우에는 붉은 자국들이 개선되는 효과가 있다.

2) PDT의 단점

PDT 시술 시에 바르는 약물이 피부에 48시간 동안 남아있다. 이 약물은 피부를 햇빛에 민감하게 만들기 때문에 시술 후 48시간 동안 햇빛을 피하고 자외선 차단제를 꼭 사용해야 한다. 그리고 시술 후에 1~3일 동안은 각질이 일어나기 때문에 화장을 하는데 불편하다. 또 첫 1주 동안은 여드름이 일시적으로 올라올 수 있고, 드물지만 간혹 색소침착이 생길 수도 있다.(그림 2-5)

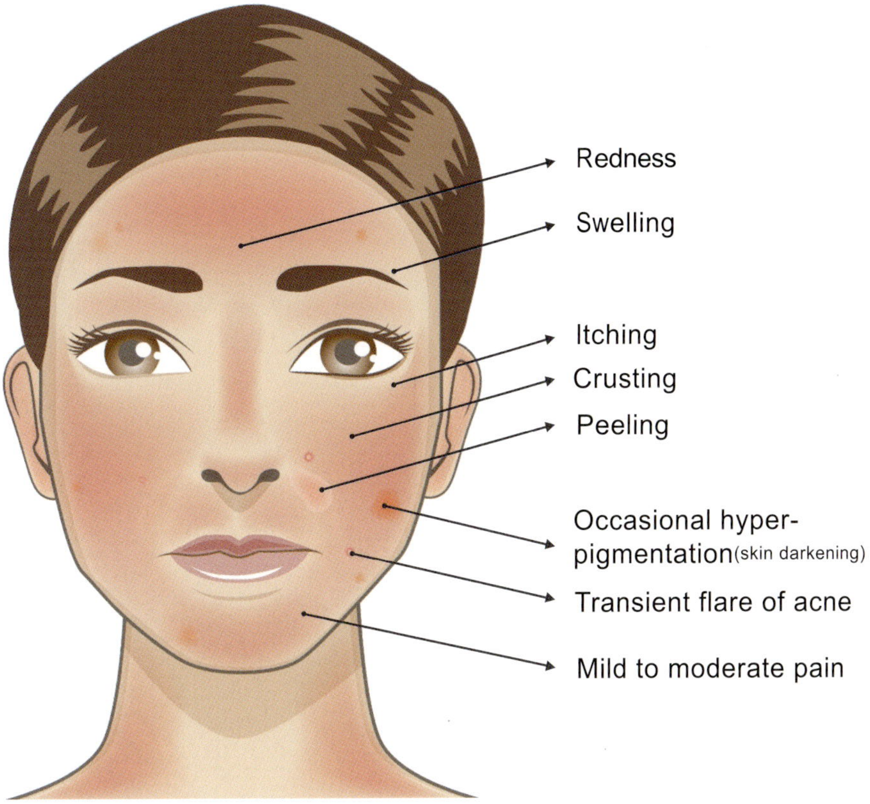

그림 2-5. PDT의 부작용

03

골드 PTT

Gold PTT

1. 골드 PTT

광열요법이란 영문으로 'photothermal therapy'로 PTT치료법(이하 PTT)으로 알려져 있는데 광역동치료의 일종이다. 광열요법은 우선 빛에 반응하는 물질인 나노 입자를 원하는 세포, 조직, 장기에 침투시킨 후, 특정 파장의 광선을 조사하면 나노 입자의 플라스몬(plasmon) 공명에 의해 열이 발생하여 원하는 세포만을 선택적으로 파괴하는 일종의 광역동치료다(그림 3-1). 골드 PTT는 골드 마이크로 파티클(gold microparticle)이나 골드쉘(gold shell)을 사용하는 광열요법이다.

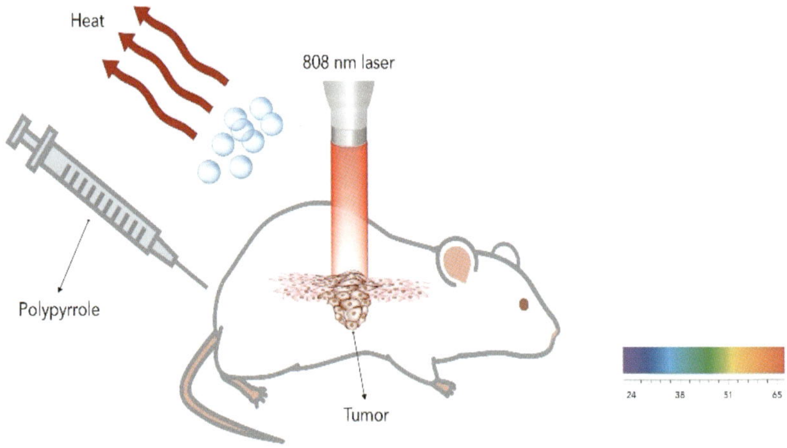

그림 3-1. 광열요법

2. 골드 PTT의 원리

골드 PTT는 우선 모공을 통해 피지선으로 투여가 가능한 120-150nm크기의 골드 마이크로파티클(미세 입자)을 사용하는데, 이들 입자는 중심의 실리카와 그 주위에 골드로 순차적으로 코팅되어 있다(그림 3-2). 이들 나노 크기의 마이크로파티클을 모공을 통해 피지선이나 모공 깊숙한 곳에 투여시킨 후에 레이저를 조사하면 이 마이크로파티클에서 플라스몬 공명(plasmonic resonance)이 일어난다(그림 3-3). 이 공명이 이완되면서 골드 마이크로파티클에서 열이 발생하면서 주위에 있는 피지

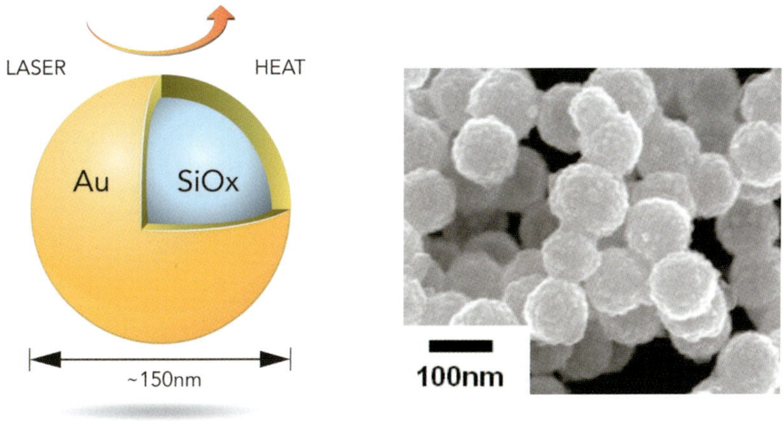

그림 3-2. 골드 마이크로파티클, A. 모식도, B. 전자현미경사진.(Modified from *J Control Release*. 2015;206:30-36)

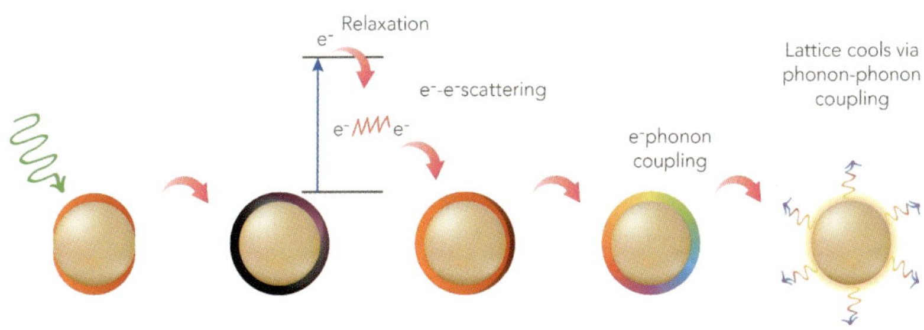

그림 3-3. 플라스몬 공명(plasmonic resonance)

선을 파괴시키고, 모공 속의 여드름균을 죽이게 된다. 골드 PTT는 레이저만으로 치료 시에 에너지가 피부 바깥쪽에 주로 머무르게 되는 한계를 넘어 에너지를 피부 속 목표지점까지 도달하게 하는 매개체로서 골드 마이크로파티클을 사용하는데, 파티클의 크기가 매우 작기 때문에 초음파 영동(sonophoresis)으로 모공 깊은 곳의 피지선까지 미끄러지듯 도달할 수 있게 되고(그림 3-4), 이후 레이저 에너지를 흡수하게 되면 효과적으로 피지선에 열 손상을 입히게 되고, 피지의 생성을 줄일 수 있게 된다(그림 3-5).

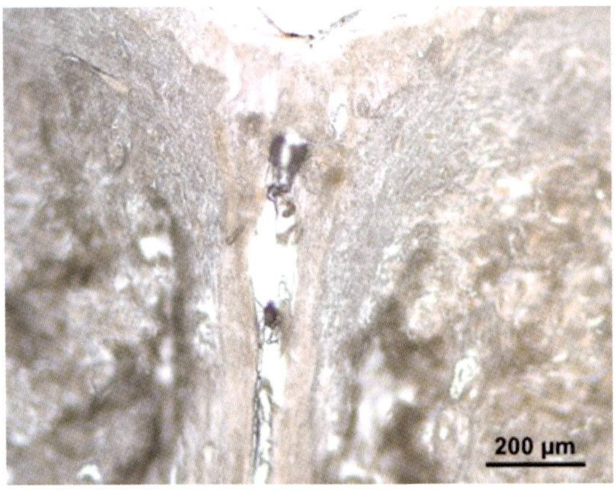

그림 3-4. 모공속에 위치한 골드 마이크로파티클

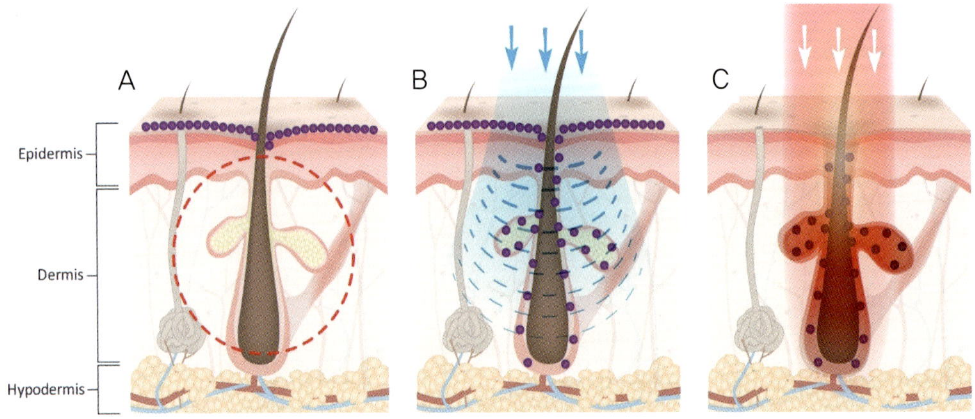

그림 3-5. 골드 PTT 치료 개요: A. 골드 마이크로파티클을 도포, B. 초음파기기로 골드 마이크로파티클을 모공내로 침투, C. 레이저를 조사

즉 골드 마이크로파티클이 외부에서 피지선에 주입한 발색단(chromophore)으로 작용하여, 여드름의 원인이 되는 피지선을 파괴시켜 여드름을 개선한다(그림 3-6).

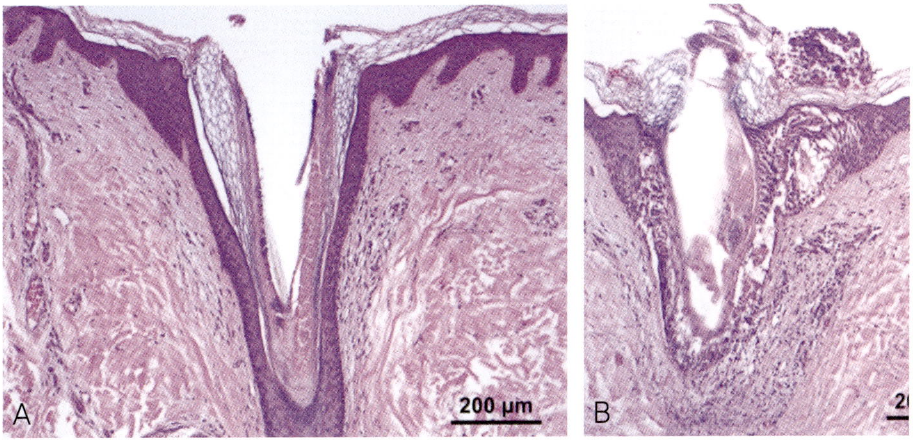

그림 3-6. 골드 PTT 후 조직사진 A. control B. Gold PTT 후에 모공과 피지선의 파괴

3. 골드 PTT의 대상

나노 입자를 이용한 골드 PTT는 주로 암치료에 이용되었지만 2015년 여드름에 효과적이라는 보고가 있은 후에 여드름 치료에 사용되기 시작하였고, 피지선에 작용하여 치료 효과를 나타내는 것으로 알려지면서 여드름 치료와 과다한 피지, 넓은 모공의 치료에도 사용되고 있다.

1. 여드름: 골드 PTT는 여드름의 원인이 되는 피지선과 여드름균(*C. acnes*)에 작용하여 여드름을 치료한다.
2. 과다한 피지: 골드 PTT는 피지선에 작용하여 피지선을 파괴하므로 과다한 피지 분비에 의한 번들거림을 개선한다.
3. 넓은 모공: 넓은 모공은 피지가 과다하게 분비되거나 피지 주위의 탄력이 떨어지면 생긴다. Lee 등은 넓은 모공에 골드 PTT로 치료하여 모공이 축소된 예를 보고하였다.

4. 피부 노화: 골드 PTT 치료시에 모공 속에 골드 마이크로파티클에 의해 발생된 열에너지가 모공 주위에 진피로 전달되어 섬유모세포를 자극하여 새로운 콜라겐의 합성을 도와 피부 탄력, 주름 개선에 도움을 준다.
5. 제모: 검은 털이나 갈색 털은 털 내부에 레이저의 타겟이 되는 발색단인 멜라닌 색소가 있어 제모가 잘 되지만 흰 털은 발색단이 없어 일반적인 제모레이저에 치료효과가 떨어진다. 이런 단점을 극복하기 위해 외부에서 골드 마이크로파티클을 모공속으로 투여한 후에 제모레이저를 사용하는 방법들이 시도되고 있다.
6. 피부암: 골드 PTT는 내부 장기의 암뿐만 아니라 피부암의 치료에도 연구되고 있다.
7. 다한증과 액취증: 골드 마이크로파티클이 나노 단위의 크기이므로 에크린관이나 아포크린관으로 투여가 가능하다. 이런 원리를 이용하여 다한증이나 액취증의 치료에 골드 PTT가 연구되고 있다.
8. 홍조: 골드 PTT가 홍조 치료에 연구되고 있다.
9. 기미: 골드 PTT가 기미 치료에 연구되고 있다.

4. 골드 PTT의 치료과정(그림 3-7)

1. 세안 후에 꼼꼼하게 클렌징을 한다.
2. 여드름의 경우에는 면포를 미리 짜서 제거하여 골드 마이크로파티클이 모공 속으로 잘 투여되도록 한다.
3. 10분간 골드 마이크로파티클 솔루션을 바른다. (Step 1)
4. 초음파기기를 사용하여 10분간 침투시킨다. (Step 2)
5. 초음파로 충분히 침투시킨 후에 피부 표면을 남은 것을 거즈로 닦아서 제거한다. (Step 3)
6. 적절한 레이저를 사용하여 치료할 피부에 조사한다. (Step 4)
7. 시술 후에는 마스크나 팩을 이용하여 피부를 진정시킨다. 이 때 필요시 가벼운 피부 스케일링도 시행할 수 있다.
8. 주의사항을 설명한다. 골드 PTT는 PDT와 달리 자외선 차단제가 꼭 필요하지는 않지만 일반적으로 사용을 권장한다. 그리고 모공속의 피지선이 파괴되면서 일시적으로 여드름이 악화되거나 피지가 많이 분비될 수도 있다.

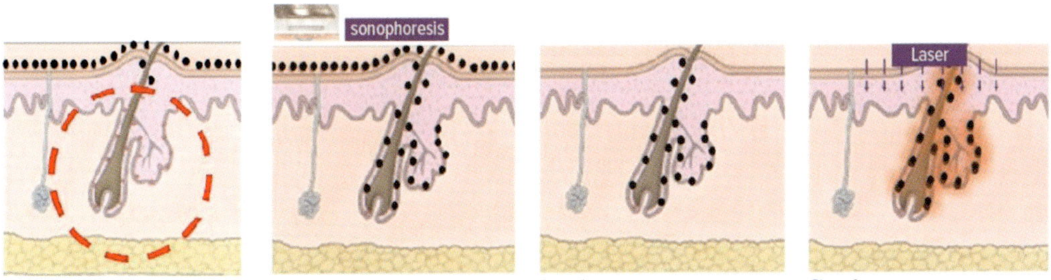

Step 1
Apply gold particles to the epidermis (3.5ml/at a time)

Step 2
Induce absorption of gold microparticles into the pores with 10 minutes of ultrasound wave irradiation

Step 3
Remove the remaining gold particles after absorption into skin epidermis with sponge

Step 4
With laser irradiation, sebaceous gland is destroyed

그림 3-7. 골드 PTT 과정

5. 골드 PTT 시술 간격과 횟수

시술은 일반적으로 1-2주일 간격으로 3-5회 시술한다. 필요에 따라 스케일링이나 다른 레이저 시술과 병행하여 치료할 수도 있고, 환자의 경과에 따라 반복 시술도 가능하다.

6. 골드 PTT의 장단점

1) 장점

1. 약물 복용 없는 여드름 치료: 여드름의 가장 일반적인 치료법은 바르는 국소도포제를 사용하거나 먹는 약물을 복용하는 방법이다. 골드 PTT는 PDT와 마찬가지로 약물 복용 없이 여드름을 치료할 수 있어 약물 치료 시에 생길 수 있는 부작용이 없다.
2. 장기간의 치료 효과: 골드 PTT는 여드름 발생의 주된 원인이 되는 피지선에 직접 작용하므로 치료 효과가 오래 지속된다.
3. 여드름의 재발을 억제: 골드 PTTT는 피지선에 직접 작용하여 효과를 나타내므로 여드름의 재발을 억제해주는 효과가 있다.

4. 빠른 치료 효과: 일반적으로 여드름의 약물치료는 치료 효과가 3~4주에 걸쳐 서서히 나타나는데 반해 골드 PTT는 치료 효과가 빨리 나타나는 장점이 있다.
5. 자외선과 무관: PDT의 경우에는 시술시에 바르는 약물이 피부에 48시간 동안 남아있고, 이 약물은 피부를 햇빛에 민감하게 만들기 때문에 시술 후 48시간 동안 햇빛을 피하고 자외선 차단제를 꼭 사용해야 한다. 그러나 골드 PTT에 사용하는 골드 마이크로파티클은 햇빛에 반응하지 않기 때문에 시술 후에도 평소와 같이 자외선 관리를 해 주면 된다.
6. 부가적인 효과: 골드 PTT치료 시 광원을 레이저나 IPL과 같은 것을 이용하므로 이들 장비에 의한 부가적인 효과를 기대할 수 있다. 대표적인 것이 피부의 탄력이 증가되고, 피부톤이 고루어지며, 피부결이 좋아지는 효과가 있다.

2) 골드 PTT의 단점

골드 PTT 시술 후에 일시적으로 홍반과 모공주위의 부종이 생길 수 있지만 수 시간내에 사라진다. 시술 시에 레이저나 IPL과 같은 광원을 사용하므로 이들 장비에 의한 부작용은 동일하게 생길 수 있다.

04

골드 마이크로파티클의 종류

Gold Micropaticles

심플스틱
김창훈

1. 나노 의학(nanomedicine)

나노 의학은 의학에 나노 기술을 적용한 것으로 대표적으로 분야가 항암제의 개발 분야다. 현재의 암 치료는 수술이 중요한 위치를 차지하지만, 방사선 및 화학 약물치료제에 크게 의존하고 있는데, 이들 치료법은 암세포뿐 만 아니라 정상세포도 영향을 주어 사멸 시키거나, 환자에게 독성을 유발하는 단점이 있다. 이런 단점을 극복하기 위해 악성 세포와 양성 세포를 구별하고, 암 조직을 선택적으로 타겟팅하여 치료할 수 있는 방법들이 많이 연구되고 있다. 이런 다양한 시도 중에 하나가 나노 입자에 기반한 약물 전달 시스템이다. 나노 입자는 연질 (유기 및 중합체) 또는 경질 (무기) 재료로 쉽게 만들 수 있으며, 그 크기는 일반적으로 1~100nm 범위에서 조절이 가능하고, 조성과 구조를 항암제에 맞게 다양하게 설계할 수 있다. 또한 나노 입자 자체의 물리적, 화학적 특성은 화학적 조성, 크기, 형태, 구조, 형태 및 표면 특성을 조정함으로써 미세 조정될 수 있는 장점이 있어 항암제 개발에 많이 사용되고 있다(그림 4-1).

2. 광열치료(Photothermal therapy : PTT)

정상세포에 비해 암세포는 혈액의 공급이 원활하지 못하고 열에 대한 저항성이 낮아 열을 선택적으로 발생시킬 경우 암세포를 효과적으로 사멸시킬 수 있다. 하지만 암세포를 사멸시키기 위해 피부에 직접 고출력 레이저를 이용하며 열을 발생시킬 경우 과열로 인한 표피의 수포, 2도 이상의 화상, 환자의 통증과 같은 병리적 부작용을 초래 할 수 있다. 또한 너무 약한 에너지의 레이저 사용은 원하는 치료 목적 달성에 실패 할 수 있다. 이러한 이유로 암 치료제의 관점에서 광열치료(Photothermal therapy : PTT)는 빛을 열로 변화시키는 광열특성을 가진 물질이 필요하며 이러한 물질들을 광열변환기(photothermal transducer)라고 하며 광열변환기는 주로 금(gold)이 가장 많이 이용된다.

골드마이크로입자의 광열변환 현상은 국소화된 표면 플라즈몬 공명(localized surface plasmon resonance, LSPR)에 의한 작용으로 발생한다. LSPR 작용은 0.01~0.1 마이크로 크기의 금(gold) 입자가 가진 독특한 광역학적 현상

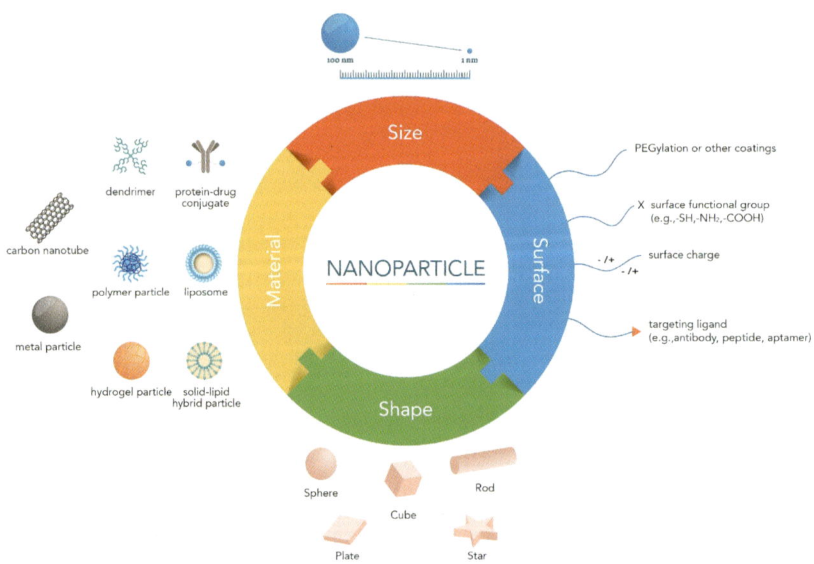

그림 4-1. 약물 전달에 사용되는 나노파티클

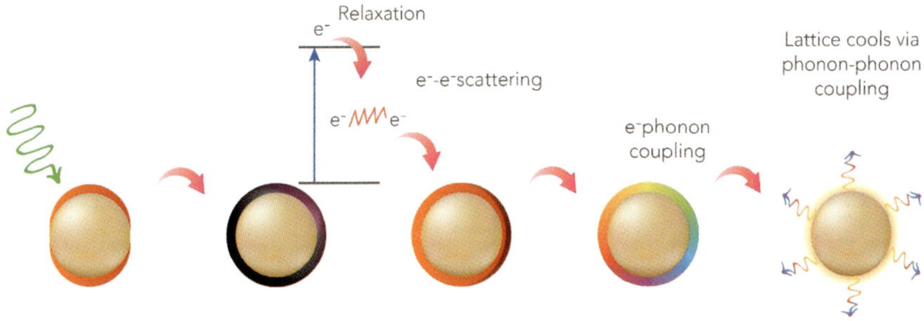

그림 4-2. 골드마이크로입자의 광열변환 현상은 국소화된 표면 플라즈몬 공명(localized surface plasmon resonance, LSPR)에 의한 작용

으로 금 입자 표면 전도 전자(conduction electron)들의 분극과 집단적인 동위상 이중극자 진동(in-phase dipole oscillation)에 의해 일어난다(그림 4-2). 금 입자의 LSPR 파장에 일치하거나 가까운 파장의 빛이 금 입자에 조사되었을 경우, 빛과 입자 간의 상호작용이 일어나며 이 상호작용이 LSPR 현상에 의해 골드 입자 주위에 강력한 전자기장을 형성시키고, 그에 따라 산란과 흡수와 같은 복사성 특성이 높아지게 된다. 이 복사성 특성의 증진과는 별개로, 전자와 전자, 전자와 포논(phonon), 포논과 포논 간의 충돌을 포함하는 일련의 비복사기전(non-radiative mechanism)을 통해 흡수된 빛이 열로 변환된다.

금 입자는 LSPR 파장을 입자의 크기, 모양, 구조를 변형시키거나 이러한 요소들을 조합함으로써 쉽고 정밀하게 조절할 수 있다.

3. 골드 마이크로파티클

금속 소재의 나노 입자는 기존의 광흡수 염료들(photoabsorbing dyes)에 비해 10,000-100,000배 크기 때문에 빛을 흡수하는 면적이 넓어 매우 유용하다. 나노 입자들의 빛에 대한 높은 흡수력은 레이저를 상대적으로 낮은 에너지로 레이저

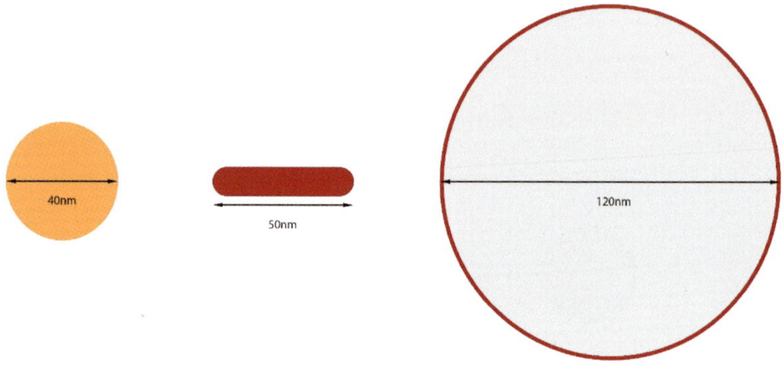

그림 4-3. 골드 PTT에 흔히 사용되는 골드 마이크로파티클의 구조. A. nanospheres, B. nanorods, C. nanoshells

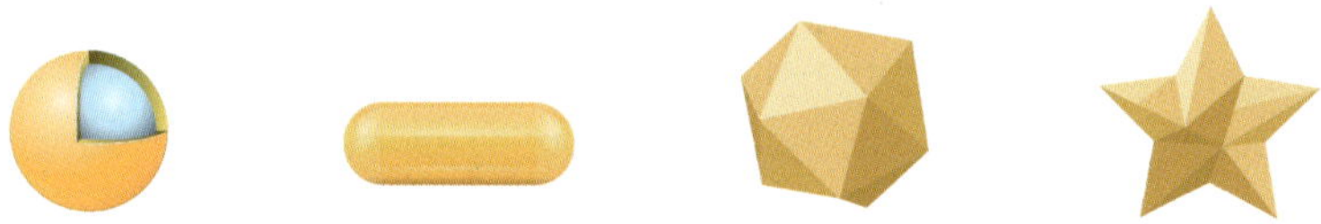

그림 4-4. 다양한 모양의 나노 파티클. A. nanoshells, B. nanorods, C. nanocages, D. nanostars

치료가 가능하다. 또한 금속 소재의 나노 입자는 높은 광안정성(photostability)을 가지며, 광표백((photobleaching)의 단점도 없다. 현재 gold nanospheres, gold nanorods, gold nanoshells, gold nanocages와 같은 골드 마이크로파티클은 가시 광선 및 적외선 영역에서의 흡수도가 높고, 표면 플라스몬 공명(surface Plasmon Resonance : SPR)에 의해 열이 발생하여 광열치료에 많이 사용된다.(그림 4-3과 그림 4-4)

4. 골드 나노쉘

골드 PTT에 사용되는 골드 마이크로파티클은 골드 나노쉘 형태가 많이 사용된다. 120 -150nm 직경의 실리카 코어와 그 바깥을 15~30nm 두께의 골드가 싸고 있고, 골드 입자들의 응집을 방지하기 위해 폴리에틸렌 글리콜(poly-ethylene glycol, PEG)로 코팅하여 사용한다.

나노쉘 형태의 입자는 골드막의 두께를 조절함으로써 피부과에서 많이 사용하는 800nm대 다이오드 레이저 또는 1064nm와 같은 롱펄스 ND:YAG 레이저 광원에 효과적인 표면 플라즈몬 공명 현상 (LSPR) 을 발생 시킬 수 있다.

5. 세바시아(Sebacia Co.)사 골드 마이크로 파티클

세바시아사의 골드 마이크로파티클 (SEB-250, Sebacia, Inc., Duluth, GA)은 직경이 120nm의 실리카 코어 (silica core)를 중심으로 15nm 두께의 골드쉘로 둘러 쌓여 있다. 골드쉘은 서로 응집을 잘 하는 특징이 있어 서로 응집을 방지하기 위해 골드쉘 바깥은 폴리에틸렌 글리콜 (PEG)로 싸여 있다.(그림 4-5와 그림 4-6)

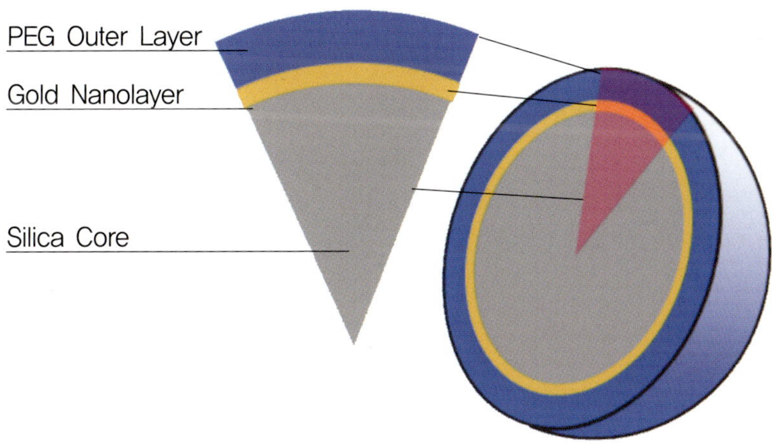

그림 4-5. Sebacia사의 골드 마이크로파티클의 모식도, 3층상 구조

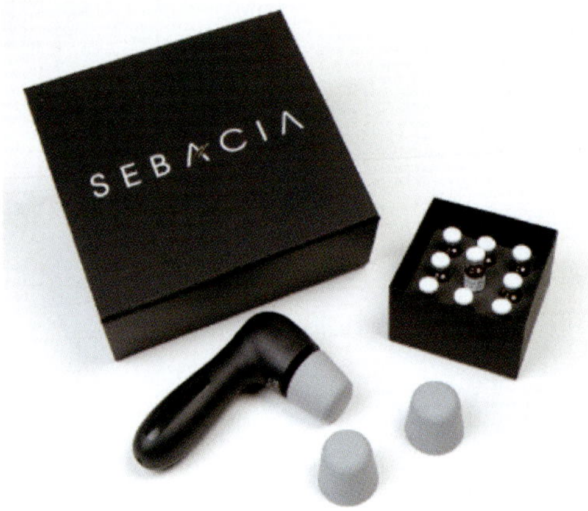

그림 4-6. 세바시아(Sebacia)사 제품

6. 심플스틱(Simfle Stick Co.)사의 골드 마이크로 파티클

심플스틱사의 골드 마이크로파티클은 가장 중심에 마그네틱 코어 (magnetic core)가 있고 그 둘레를 실리카가 싸고 있다. 그 바깥을 골드로 한번 더 둘러 싸인 골드쉘 형태이다. 골드쉘은 다시 응집을 방지하기 위해 마지막으로 폴리에틸렌 글리콜 (PEG)로 싸여 있다.(그림 4-7과 그림 4-8)

세바시아사의 골드 마이크로파티클은 3층상 구조인데 반해 심플스틱사의 골드 마이크로파티클은 4층상 구조로 마이크로파티클의 무게(weight)를 높이기 위함이다. 골드 마이크로파티클은 초음파를 이용하여 모공으로 흡수시켜야 시술이 가능하다. 초음파로 흡수를 시킬 때 마이크로파티클의 무게가 무거울수록 모공 속으로 더잘 흡수가 이루어지기 때문에 4층상 구조로 제작이 되었다.

이렇게 모공으로 흡수된 심플스틱사 제품의 골드 마이크로파티클이 외부에서 조사된 빛에 의해 플라즈몬 공명이 더 잘 일어나는 특징이 있다. 따라서 좀더 효율적으로 골드 마이크로파티클의 온도가 올라가므로 목표물을 더 효과적으로 치료할 수 있다. 또한 내부에 사용되는 마그네틱 코어는 MRI 촬영시에 좀더 좋은 영상을 만드는데 도움을 주어 여드름 뿐만 아니라 암의 진단에도 도움을 준다.

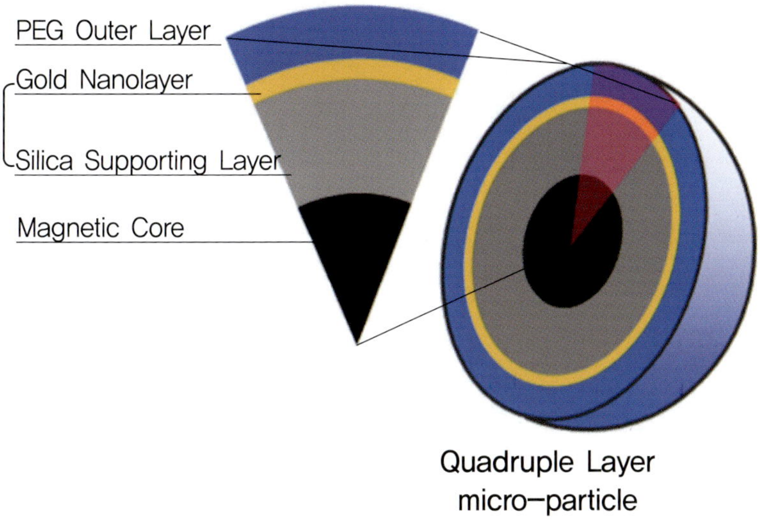

그림 4-7. 심플스틱사의 골드 마이크로파티클의 모식도

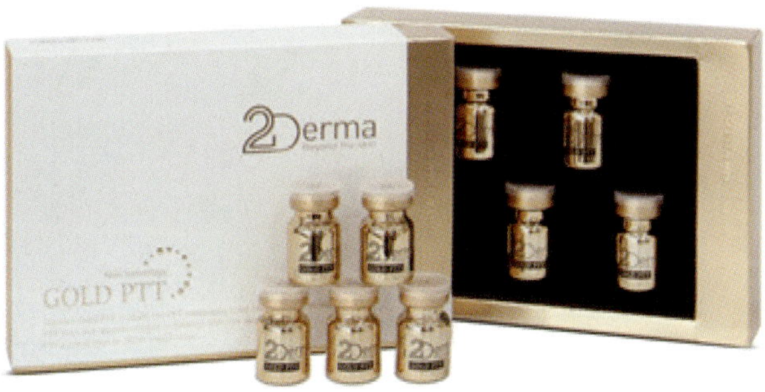

그림 4-8. 심플스틱(Simfle Stick Co.)사 제품

심플스틱사의 골드 마이크로파티클은 MRI를 이용하여 암의 진단이 가능하고, 암 치료 시에 표면의 플라즈몬 공명효과와 치료 항체를 결합하면 시너지 치료가 가능하다.(그림 4-9과 그림 4-10)

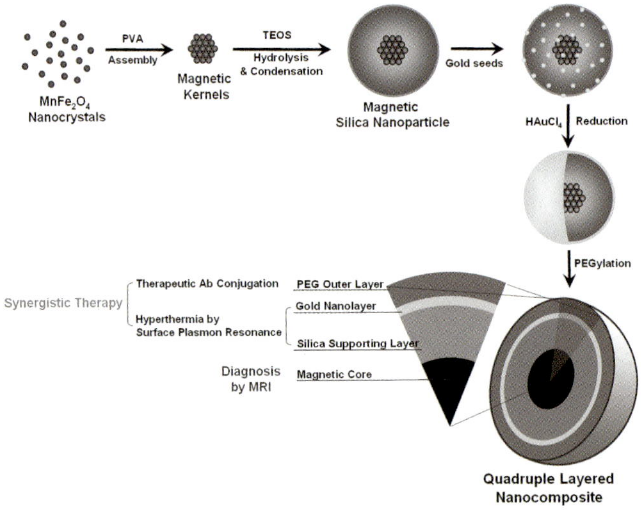

그림 4-9. 심플스틱사의 골드 마이크로파티클을 만드는 과정과 구조, MRI를 이용하여 암의 진단이 가능하고, 암 치료 시에 표면의 플라즈몬 공명효과와 치료 항체를 결합하면 시너지 치료가 가능하다.

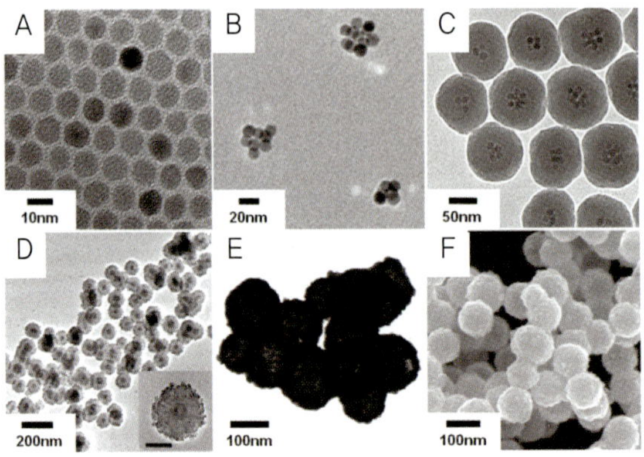

그림 4-10. 마그네틱 코어가 있는 골드 마이크로파티클의 전자현미경 사진(Transmission electron microscopy images), A. 나도 입자, B. 마그네틱 코어, C. 마그네틱 실리카 나노파티클, D. 마그네틱 실리카 나노파티클에 골드를 부착, E. 마그네틱 코어가 있는 골드 마이크로파티클, F. 골드 마이크로파티클의 Scanning electron microscopy image

05

광원

Light Source

1. 파장(wavelength)

골드 PTT 치료는 광감각제로 골드 마이크로파티클을 사용한다. 골드 마이크로파티클은 700nm 이상의 파장에서 높은 흡광도를 가지기 때문에 이보다 높은 파장대의 레이저나 라이트를 사용한다. 특히 808nm 전후 파장에서 흡광도가 가장 높으므로 808nm 다이오드 레이저가 초기 연구에서 많이 사용되었지만 최근에는 적절한 파라미터의 조절을 통해서 다양한 파장의 레이저나 IPL도 치료가 가능하다(그림 5-1).

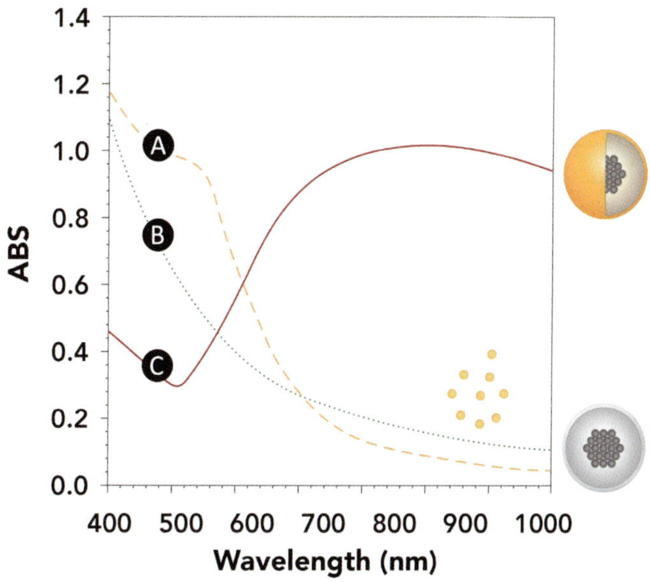

그림 5-1. 골드 마이크로파티클의 흡광도, A. 골드 단독입자, B. 실리카입자, C. 골드로 쌓여진 골드마이크로파티클, 골드마이크로파티클은 바깥에 골드층으로 쌓여져 흡광도의 red shift가 일어남. (Adv. Funct. Mater. 2008, 18, 1–8)

2. 펄스폭(pulse duration)

여드름의 대표적인 원인인 과다한 피지분비를 줄이기 위해 피지선을 타겟으로 치료 프로그램이 설정되어야 한다 선택적 광열분해 이론 (selective photothermolysis theory)에 따르면 펄스폭은 목표물의 열이완시간 (thermal relaxation time)보다 짧아야 주위로 열확산을 최소화하여 부작용을 줄일 수 있다. 최적의 펄스폭을 선택하기 위해 피지선을 구체로 모델링하고, 피지선이 균일한 광흡수도를 가진다고 가정하고, 아래의 공식에 기초하여 계산하면, 지름이 0.32mm 이상의 피지선의 경우에는 30ms의 펄스폭이 적절한 것으로 알려져 있다.

TRT = d^2 / (27 × 열확산도), d는 타겟의 직경, 열확산도=0.0013 cm^2/s

3. Fluence

3 차원 Monte Carlo 시뮬레이션 프로그램을 사용하여 피부 조직에 fluence를 계산할 수 있다. 피부에 표피와 진피, 그리고 피부 표면에서 1mm 깊이에 직경 100

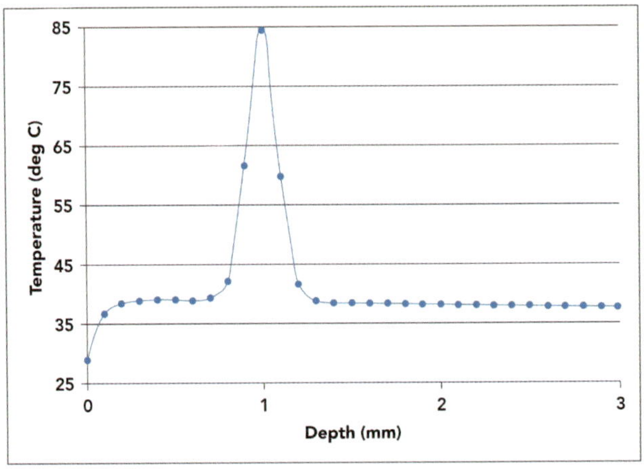

그림 5-2. 깊이와 온도의 시뮬레이션 그래프: 피지선이 위치한 1mm 깊이의 조직에서 온도가 가장 높게 올라간다(참고 : Paithankar DY *et al*. *J Invest Dermatol*. 2015;135(7):1727–1734.)

마이크로미터의 피지선이 존재하고, 레이저가 800nm 파장의 LightSheer로 스팟의 크기가 9mm 라고 가정할 때 그 중심에 피지선이 위치하는 모델을 만들 수 있다. 표피와 진피의 흡수 계수(absorption coefficient)는 각각 1.0 cm^{-1} 및 0.2 cm^{-1}로 하고, 피지선은 고유의 흡수도가 없으므로 외부에서 투여된 골드 마이크로파티클에 의해 결정된다. 사용된 용액의 흡수 계수는 345 cm^{-1}이고, 목표물의 골드 마이크로파티클의 농도가 3 % 인 것으로 가정하면 목표물 흡수 계수는 10 cm^{-1}이다. 조직 내에서 발생된 국소 열은 국소적인 fluence와 흡수 계수의 곱으로 계산될 수 있다. 이런 방법으로 계산한 결과 펄스폭이 30ms의 경우에 10 J/cm^2 이상이 필요하다.(그림 5-2)

4. 광원의 종류

1) 800-810nm 다이오드 레이저

800-810nm 다이오드 레이저는 주로 제모 치료에 많이 이용된다. 대표적인 장비가 루트로닉(Lutronic Corp.)사의 ADVANTAGE® (그림 5-3), 루메니스사(Lumenis)의 LightSheer, 사이노슈어(Cynosure)사의 Vectus 가 있다.

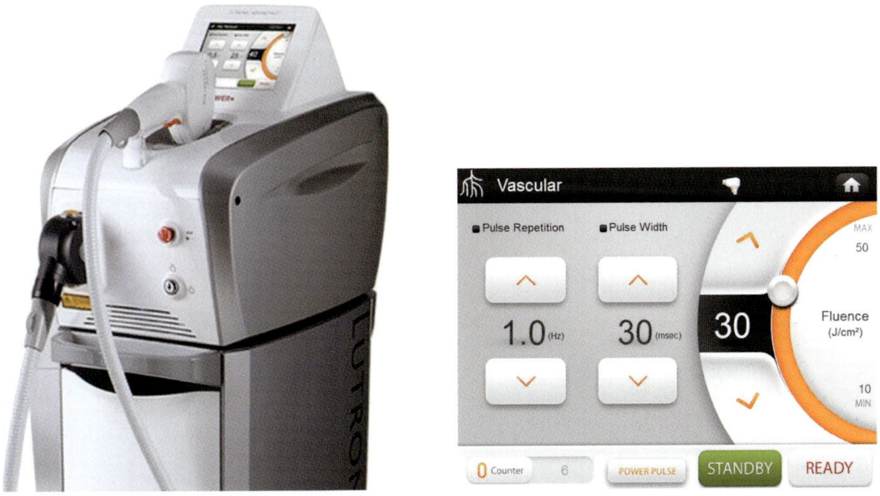

그림 5-3. 루트로닉사의 어드밴티지(ADVANTAGE®)

표 5-1. 루트로닉사의 ADVANTAGE® 치료 파리미터 예시
ADVANTAGE
Wavelength: 805nm
Spot size: 10–11 mm
Pulse duration: 30 msec
Fluence: 25–35 J/cm^2
10% overlap, 1–2 passes

표 5-2. 루메니스사의 LightSheer 치료 파리미터 예시
LightSheer
Wavelength: 800nm
Spot size: 9x9 mm
Pulse duration: 30 msec
Fluence: 30 J/cm^2
10% overlap, 1–2 passes

2) 1064nm 롱펄스 엔디야그 레이저 (Nd:YAG laser)

1064nm 롱펄스 엔디야그 레이저는 제모 치료에 많이 사용하지만 제네시스 모드로 피부 노화의 치료에도 많이 사용한다. 대표적인 장비가 루트

표 5-3. 1064nm 롱펄스 엔디야그 레이저 (Nd:YAG laser)의 파라미터 예시
1064nm long pulse Nd:YAG laser
• Wavelength: 1064nm
• Spot size: 5–15mm (10–12mm 권장)
• Pulse duration: 30msec
• Fluence: 30 J/cm^2
• 10% overlap, 1–2 passes
• 냉각: 일반적으로 필요하지 않으나 필요시에는 레이저에 장착된 냉각 장비 또는 에어 쿨링 장비(Zimmer cooler)

로닉사의 클라리티(Clarity), 칸델라(Candela Corp., Wayland, USA)사의 젠틀맥스 프로(GentleMax Pro), 젠틀야그 프로(GentleYag Pro), 사이노슈어(Cynosure)사의 Cynergy, Elite⁺, 큐테라(Cutera)사의 제오(Xeo), 엑셀 브이(Excel V), 엑셀 에이치알(Excel HR), 사이톤(Sciton)사의 클리어헤어(ClearHair)가 있다.

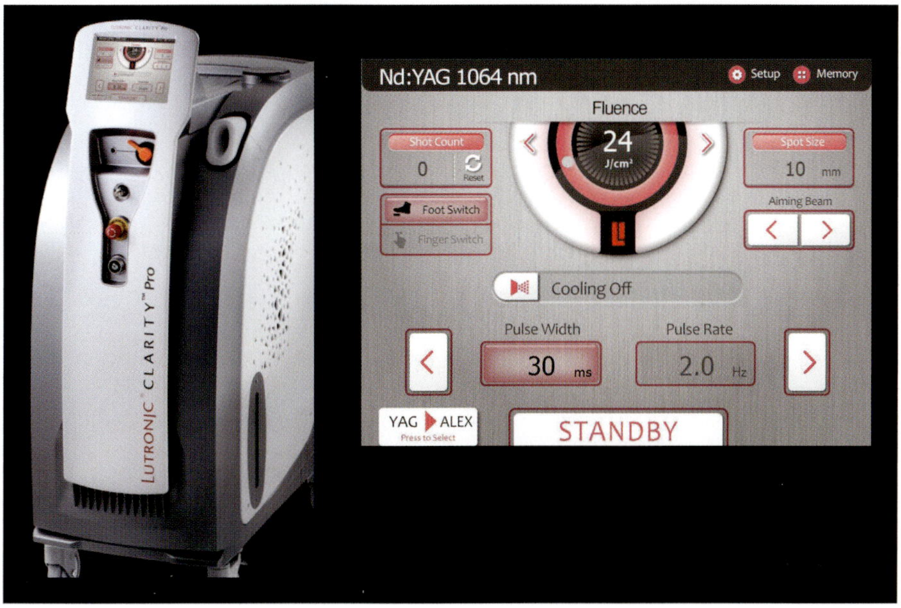

그림 5-4. 루트로닉사의 어드밴티지(ADVANTAGE®)

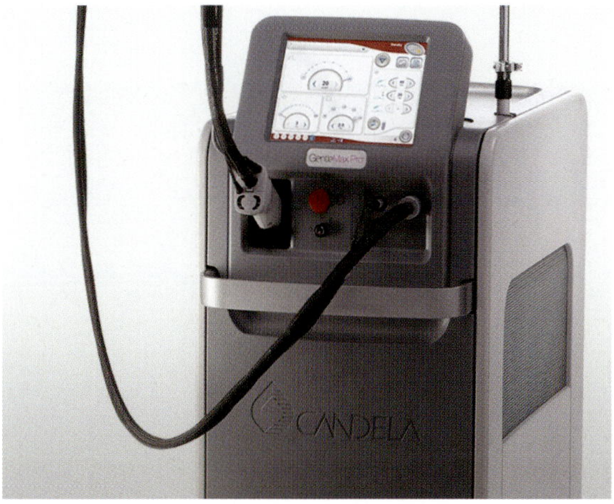

그림 5-5. 칸델라사의 젠틀맥스 프로

3) 제네시스 모드

1064nm 파장의 롱펄스 엔디야그 레이저는 낮은 fluence로 반복적으로 피부에 조사하는 제네시스 테크닉을 사용할 수도 있다. 이 방법은 통증이 적어 편하게 시술이 가능하고, 피부의 홍반이나 노화에도 도움을 준다. 다만 시간이 조금 오래 걸리는 단점이 있다. 일반적으로는 얼굴을 기준으로 2500-3000샷이상 치료한다.

제네시스 모드일때의 end point를 잡는 방법은 여러가지가 있다. 온도계로 피부의 온도를 측정하여 40-43도에 도달한 경우나, 수술용 장갑을 끼고 만졌을 때 따뜻한 느낌이 드는 온도, 환자가 통증을 느끼기 시작하기

표 5-4. GentleMax Pro 파라미터 예시

GentleMax Pro
Wavelength: 1064nm
Spot size: 10mm
Pulse duration: 0.5msec
Fluence: : 6-10 J/cm^2
Repetition rate: 5-10 Hz
DCD: Off
Total shot: 2500-3000
Clinical End-point: mild erythema & Pain

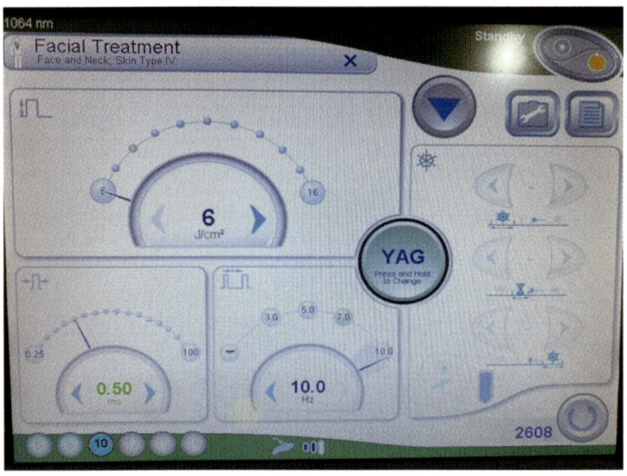

그림 5-6. 젠틀맥스프로의 시술 파라미터 예

직전의 온도로 적절한 end point를 잡을 수 있다. 만약 이런 방법들이 어려운 경우에는 얼굴 전체를 기준으로 2500-3000 정도를 쏘아주는 방법도 있다.

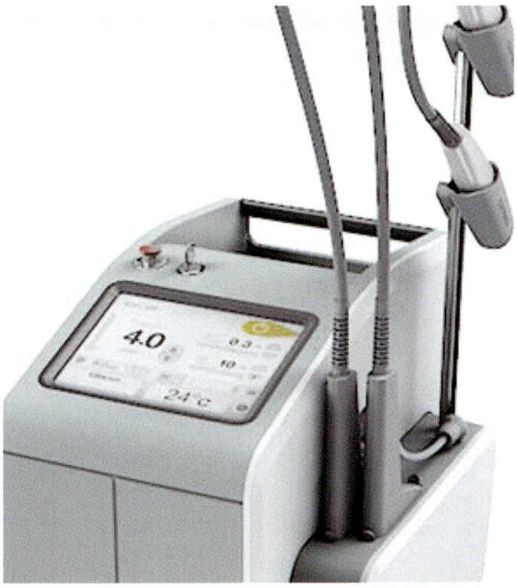

그림 5-7. 큐테라(Cutera)사의 엑셀 브이(Excel V)

표 5-5. 큐테라(Cutera)사의 밴티지(Vantage), 제오(Xeo) 제네시스

큐테라(Cutera)사의 밴티지(Vantage), 제오(Xeo) 제네시스
A. Clean & Shave
B. Spot-size: 5mm
C. Pulse duration: 0.3ms
D. Fluence: 13J/cm2 (첫번째 치료)~15J/cm^2
E. Repetition Rate: 7Hz
F. 언제나 환자와 대화를 통해 알맞은 치료 파라미터를 찾는다
G. Clinical End-point: mild erythema & Pain
H. Follow up: 2~3주

4) 755nm 롱펄스 알렉산드라이트 레이저

755nm 롱펄스 알렉산드라이트 레이저는 제모 치료에 많이 사용하지만 주근깨, 잡티와 같은 색소성 질환이나 점, 검버섯의 제거, 피부 노화의

치료에도 많이 사용되고 있다. 대표적인 장비가 루트로닉사의 클라리티(Clarity), 칸델라(Candela)사의 젠틀맥스 프로(GentleMax Pro), 젠틀레이저 프로(GentleLase Pro) 사이노슈어(Cynosure)사의 Apogee⁺, Elite⁺, 큐테라(Cutera)사의 엑셀 에이치알(Excel HR)이 있다.(표 5-6)

표 5-6. 755nm 롱펄스 알렉산드라이트 레이저 치료 파리미터 예시

롱펄스 알렉산드라이트 레이저
Wavelength: 755nm
Spot size: 10mm
Pulse duration: 30 msec
Fluence: : 15-20 J/cm²
Repetition rate: 1.5 Hz
DCD: Off
Total shot: 300-450
Clinical End-point: mild erythema & Pain 또는 피부온도가 40-42℃ 정도

5) 1064nm 콰지-롱펄스 엔디야그 레이저(1064nm Quasi-long pulse Nd:YAG laser)

루트로닉 사의 스펙트라 레이저(Spectra VRM IV)는 1064nm와 532 nm 파장을 가지고 있고 펄스폭도 Q-switched와 Quasi-long pulse인 Spectra의 두 가지 모드 지원한다. 이 중에서 1064nm 파장의 스펙트라 모드를 이용하면 가 가능하다.(그림 5-8)

6) 아이피엘(IPL, Intense pulsed light)

일반적으로 레이저는 특정 파장의 빛이 나오는 반면에 아이피엘은 다양한 파장의 빛이 나와 파라미터를 설정하기가 힘들다. 또한 대부분의 아이피엘 장비의 컷오프 필터가 400nm대에서 600nm대 사이에 집중되어 있는데 반해 골드 마이크로파티클은 700nm이상의 파장대에서 높은 흡광도를 가지고 있어 사용에 제약이 많았다. 사이톤(Sciton)사의 BBL은 다양

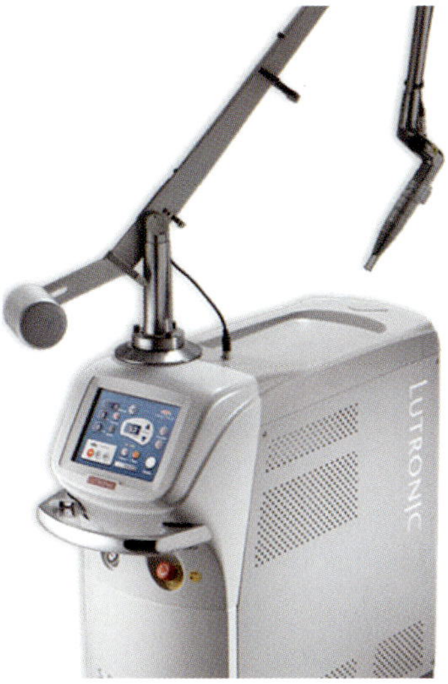

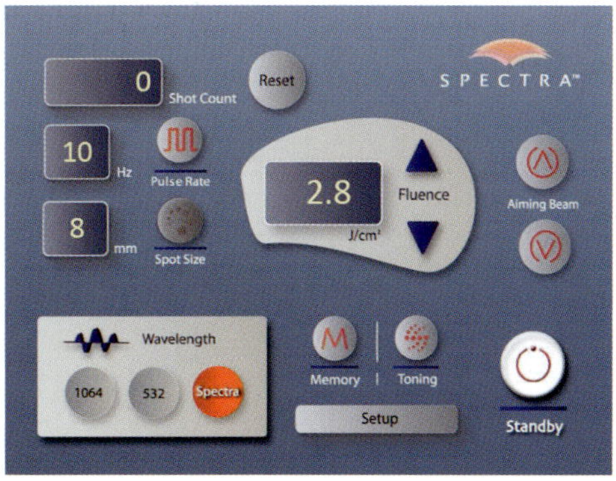

그림 5-8. 루트로닉사의 스펙트라 레이저(Spectra VRM Ⅳ)의 콰지-롱펄스 모드

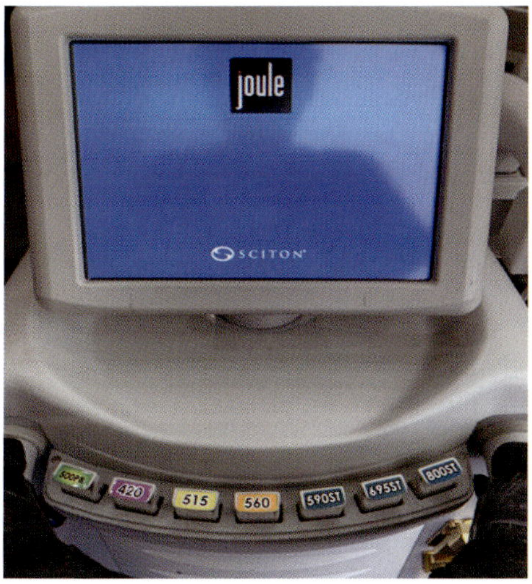

그림 5-9. 사이톤사의 SkinTyte: 590ST, 695ST, 800ST 필터로 사용 가능

한 컷오프 필터(cut-off filter)를 가지고 있고, 특히 ST(SkinTyte)모드의 800nm, 695nm필터를 사용하면 골드 PTT 시술에 가능하다.(그림 5-9) BBL의 ST모드도 제네시스 테크닉과 유사하게 여러 샷을 쏘는 치료이고, 엔드포인트는 환자가 뜨거운 열감을 느끼거나, 피부의 온도가 40-43도까지 올라갔을 때이다.

06

골드 마이크로파티클 전달

Delivery of Gold Microparticles

골드 PTT는 골드 마이크로파티클을 원하는 목표물에 침투시키고, 레이저나 IPL과 같은 광원을 이용하여 골드 마이크로파티클에 열을 발생시켜 원하는 치료 결과를 얻는 방법이다. 여드름치료에서 골드 PTT가 충분한 치료 효과를 나타내기 위해서는 골드 마이크로파티클을 피지선까지 효율적으로 전달해야 한다.

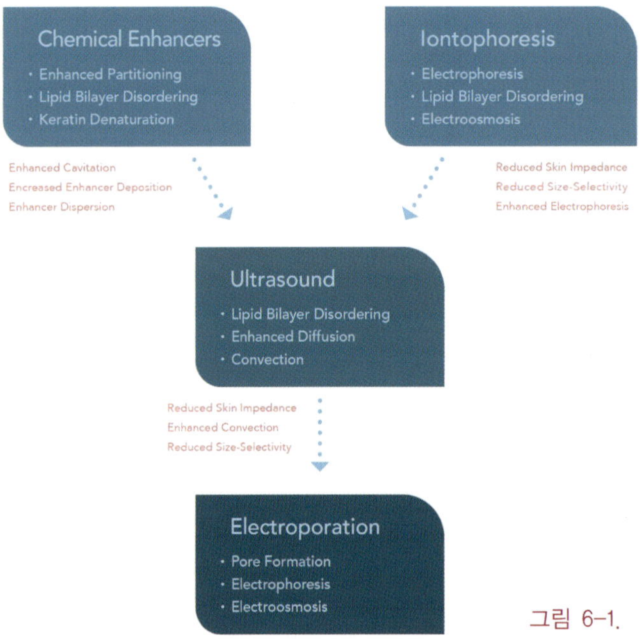

그림 6-1. 피부를 통한 다양한 약물 전달 시스템

1. 약물 전달 시스템

피부를 통한 약물 전달(transdermal drug delivery)에 대해서 많은 연구가 있어왔다. 화학 물질을 이용하여 피부 장벽을 통한 약물의 투과를 증가시키거나 이온영동법(iontophoresis), 초음파영동법(sonophoresis), 전기영동(electrophoresis)과 같이 물리적인 방법, 그리고 needling이나 프락셔널 레이저(fractional laser)를 이용하여 피부장벽을 뚫고 약물을 투과시키는 것이 대표적인 방법들이다. 또한 투과되는 약물도 수용성 보다는 지용성이고, 크기도 500Da 이하의 크기가 피부를 투과하는데 유리하다.(그림 6-1)

2. 모공을 통한 전달

일반적으로 골드 마이크로파티클은 직경이 120nm의 실리카 코어(silica core)를 15nm 두께의 금으로 둘러 싸여 있는데, 이 정도의 크기의 입자는 모낭의 개구부(follicle opening), infundibulum, 피지관(sebaceous duct) 내로 침투가 가능하다. 그러나 골드 마이크로파티클을 확산(diffusion)만으로 피지선 깊숙이 침투하는 것은 어렵다. 특히 infundibulum에 있는 각질 탈락세포와 피지, 피지관의 좁은 부위, 피지선내의 밀집된 피지세포들은 골드 마이크로파티클이 피지선에 도달하는 것을 방해한다.

모공을 통한 약물 전달에도 피부와 마찬가지로 마사지, 초음파영동법, 이온영동법, 마사지 등의 방법이 시도되었다. 이들 방법 중에는 초음파영동법이 가장 효과적인 것으로 알려져 있다.

3. 저주파 초음파영동법

초음파영동법은 피부 투과성을 향상시키기 위해 20 kHz-16 MHz 범위의 다양한 주파수의 초음파가 사용한다. 이중에서 피부를 통한 약물 전달에는 20 kHz에서 100 kHz 사이의 저주파 초음파가 고주파 초음파에 비해 더 효과적인 것으로 알려져 있고, 저주파 초음파는 피부뿐만 아니라 모공을 통한 약물 전달에도 효과적이다. 저주파 초음파영동법(Low-frequency sonophoresis)은 캐비테이션 버

블(cavitation)을 유도하고, 이때 만들어진 버블이 피부 표면 근처에서 터지면서 피부 표면을 향한 고속 마이크로 제트(microjet)와 충격파(shockwave)를 유발하는데 이들이 골드 마이크로파티클을 모공 깊은 곳으로 침투시키는데 도움을 준다.(그림 6-2)

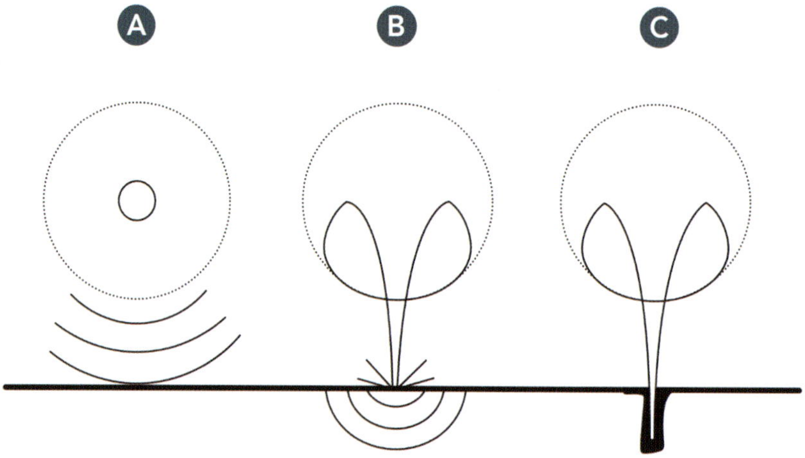

그림 6-2. 저주파 초음파영동법의 기전, a. 초음파가 충격파를 방출하여 각질층의 이중지질층을 방해, b. 각질층 표면에 마이크로젯의 충격 압력이 각질층의 투과성을 향상시킴. C. 마이크로젯이 물리적으로 각질층에 침투하여 각질층의 투과성을 향상 (참고: Mitragotri S, Kost J. Low-frequency sonophoresis: a review. *Adv Drug Deliv Rev.* 2004;56(5):589-601.)

4. 초음파영동 장비

일반적으로 골드 마이크로파티클을 모공속으로 침투시키기 위해서는 맛사지나 피부과 외래에서 많이 사용하는 3, 10 MHz의 고주파 초음파(high frequency ultrasound)기기를 사용할 수 있다. 그러나 좀더 효과적으로 골드 마이크로파티클을 모공 속으로 침투시키기 위해서는 저주파 초음파영동기기인 벨라소닉(Bellasonic 2X)의 벨라팩트와 Alma사의 임팩트 초음파(Impact, Alma사)를 사용할 수 있다.

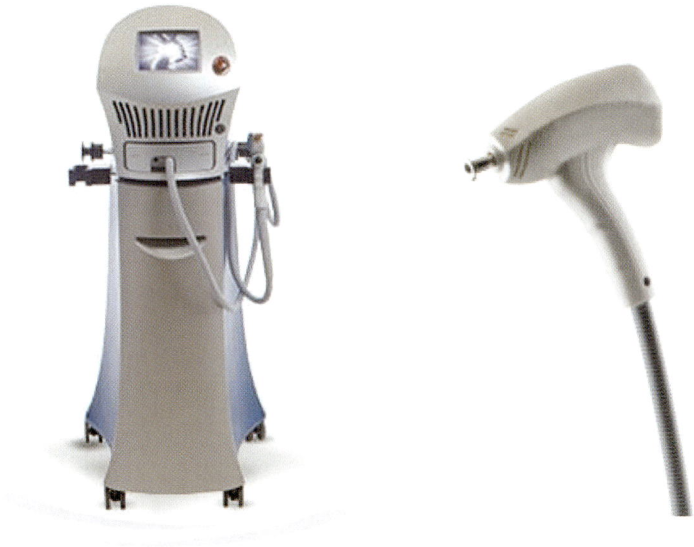

그림 6-3. 레가토(Legato, ALMA)와 임팩트 초음파기기(Impact)

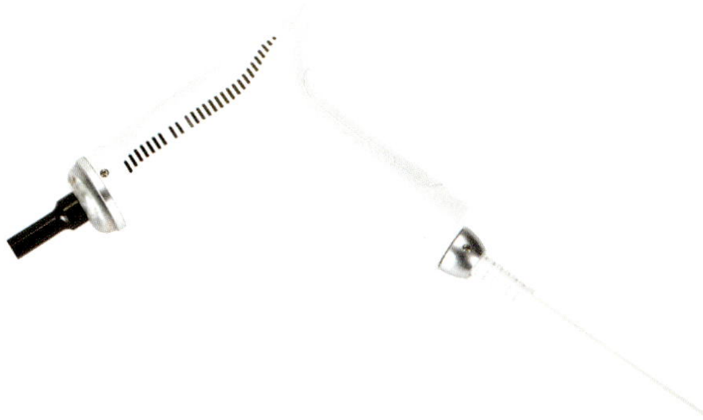

그림 6-4. 벨라소닉의 벨라팩트

5. 전처치

일반적으로 모공의 입구나 모공속에는 탈락된 각질세포, 피지, 면포, 노폐물 등이 차 있다. 이들은 골드 마이크로파티클이 피지선에 도달하는 것을 방해하기 때문에, 시술 전에 이들 물질들을 제거나 감소시켜주는 것이 치료 결과를 높이는데 도움이 된다. 대표적인 방법으로 초음파 전처치, 피지를 녹여주는 화장품, 면포 압출 등이 있다.

치료전에 초음파기기를 사용하거나 피지를 녹여주는 화장품으로 전처리를 하면 모낭내의 피지가 감소하고, 이를 통해 골드 마이크로파티클을 모공 속에 깊숙이 위치한 피지선에 도달하는데 도움이 된다. 면포가 모공 속에 차 있는 면포성 여드름의 경우에는 면포를 압출하여 제거하고 골드 솔루션을 바르면, 면포가 있었던 모공내로 골드 마이크로파티클이 효과적으로 침투되고, 이는 골드 PTT의 치료의 결과를 높이는데도 도움이 된다.

6. 마시지 기기

골드 마이크로파티클은 직경이 120~150nm의 크기이므로 국소 도포로도 모공 속으로 침투가 가능하다. 진동을 이용한 마사지 기기는 초기의 연구에 많이 사용되었고, 진동의 효과가 있는 장비는 골드 마이크로파티클을 모공 깊은 곳으로의 침투를 도와줄 수 있다.

07

여드름

Acne

여드름은 청소년의 약 80%에서 발생하고 피부과를 내원하는 가장 흔한 이유 중의 하나이다. 또한 최근에는 30-40대에도 여드름이 증가하고 있다. 여드름은 사춘기에 대부분의 청소년에게 발생되기 때문에 단순히 미용적인 문제로 치부되는 경우도 있다. 그러나 자아가 형성되고 외모에 관심이 많은 사춘기에 생기기 때문에 대인기피증, 자살 충동 등 오히려 더 큰 문제를 유발할 수 있고, 여드름을 방치하면 여드름 흉터로 진행되는 경우가 많기 때문에 초기에 적극적인 치료를 요한다.

1. 여드름의 병인

여드름의 정확한 원인은 알려져 있지 않으나 다양한 인자가 관여하는 것으로 알려져 있다. 대표적인 것은 이상 각화, 과다한 피지분비, *C. acnes*(과거 *P. acnes*)의 증식, 염증 반응이다.

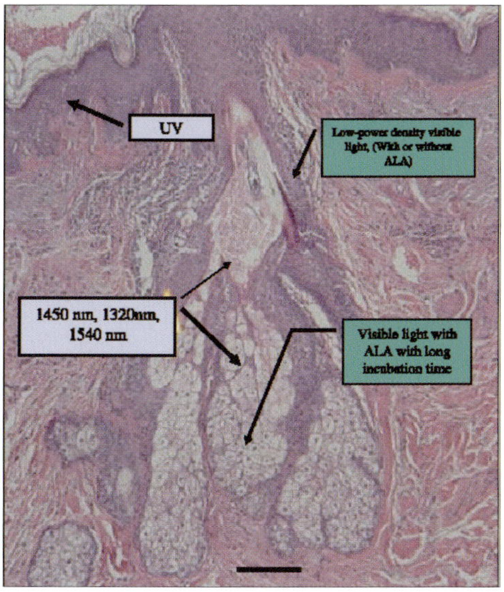

그림 7-1. 여드름의 병인과 레이저와 광치료의 타겟

2. 여드름의 치료 계획

여드름은 원인과 병인이 다양하고 환자의 연령이나 욕구, 처한 상황이 다양하므로 다양한 치료법이 시도되고 있다. 대표적인 치료법이 약물 치료, 물리적 치료, 레이저와 광치료법 등이 있다.

표 7-1. 여드름 치료법

약물 치료법	비약물 치료법
국소도포제	면포 압출
경구제	냉동 치료
병변내 주사요법	화학 박피
	미세 박피술
	광치료
	레이저 치료
	광역동 요법
	고주파 치료
	초음파 치료

여드름을 치료하기 위해서 환자 측면, 여드름 병변 측면, 그 외 부대 증상의 3가지 측면에서 접근하여 치료 계획을 세운다. 예를 들면 남성의 경우와 여성의 경우에 치료 계획이 다르고, 특히 가임기 여성이나 임산부에서의 치료가 다르다.

표 7-2. 치료 계획시에 고려해야 할 점
1. 환자: 성별(남성, 여성, 가임기 여성, 임산부), 연령(초등학생, 청소년, 성인여드름), 사회생활(학업, 취업, 직장생활), 스트레스 정도, 생활습관, 식습관
2. 여드름: 병변의 종류, 중증도, 병인(이상각화, 피지 분비 증가, *P. acnes*의 증식, 염증)
3. 부대 증상과 감별진단: 홍반, 색소침착, 흉터, 모공, 노화

이런 3가지 측면에서 치료 계획이 작성되면 구체적으로 치료 프로그램을 짜게 된다. 치료 프로그램은 3가지 단계로 짜게 된다. 우선은 병원에서 집중적인 치

료 프로그램, 두번째는 여드름이 안정화되는 경우에나 집중 치료의 보조 치료로 사용되는 메디칼 스킨케어, 마지막으로 환자가 집에서 자가로 치료하는 프로그램의 3단계 프로그램을 선호된다.

표 7-3. 3단계 여드름 치료프로그램
1. 집중 치료: 레이저 치료, PDT 치료
2. 메디칼 스킨케어: 압출 치료, 광치료, 스케일링
3. 자가 치료: 약물 치료, 유지 요법, 여드름용 화장품

3. 여드름의 약물 치료

현재까지는 약물 치료가 가장 기본적이고 중요한 치료법이다. 약물 치료는 여드름의 병인인 이상 각화, 피지 분비 증가, *C. acnes* (과거 *P. acnes*)의 증식, 염증 반응의 정도, 여드름 병변의 종류나 중증도에 따라서 국소 도포제 사용에서 항생제 혹은 retinoids의 전신투여가 치료에 이용되고 있다.

4. 여드름의 레이저 치료

현재까지 여드름 치료에서 가장 중요한 자리를 차지하고 있는 것은 약물 치료이다. 그러나 항생제는 내성문제, 경구용 retinoids는 기형아 유발, 우울증과 자살 문제 등의 약물 부작용이 보고되고 있고, 특히 장기간 약복용을 꺼려하는 환자, 피부과 약물치료에 대한 잘못된 선입관을 가진 환자들에 의해 비약물적인 치료가 늘어나고 있다. 그 중 대표적인 것이 레이저나 광치료, 광역동치료(PDT), 광열치료(PTT)가 있다.

레이저나 광치료도 여드름의 병인인 이상 각화, 과다한 피지분비, *C. acnes* (과거 *P. acnes*)의 증식, 염증을 타겟으로 하고 있다. 편의상 *C. acnes* (과거 *P. acnes*)와 피지선을 타겟으로 하는 치료로 나누어 볼 수 있다.

표 7-4. 여드름 타겟에 따른 광치료와 물리적인 치료법들

치료법	치료 타겟
UVA/UVB	*C. acnes*
Blue light	*C. acnes*
Blue and red light combination	*C. acnes*
Pulsed light and heat	*C. acnes*/Sebaceous gland
PDL	*C. acnes*/Sebaceous gland
KTP laser	*C. acnes*/Sebaceous gland
ALA and photodynamic therapy	Sebaceous gland
Infrared lasers	Sebaceous gland
Radionfrequency	Sebaceous gland

참고: Mariwalla, Lasers in Surgery and Medicine 2005;37:333-342

1) 여드름균을 타겟으로 하는 치료

C. acnes (과거 *P. acnes*) 내부의 porphyrin은 photosensitizer로 작용하여 활성화되면 *C. acnes*를 파괴하여 여드름을 호전시키는 것으로 알려져 있다. 그러나 *C. acnes*는 단시간내에 재생되므로 여드름균을 타겟으로 하는 치료는 치료효과 유지가 짧아 반복적인 치료가 필요한 단점이 있다. 대표적인 치료법으로는 blue light를 이용하는 Clearlight, IPL, Pulse dye laser 등이 있다.

① Photopneumatic therapy: IPL+suction

IPL은 여드름 치료에 효과가 있지만 여드름을 주치료로 하는 IPL은 suction과 결합된 장비가 많다. 이 장비는 석션에 의해 피부표면을 빨아들인 후에 IPL 빛이 조사되기 때문에 빛이 효과적으로 피부에 전달될 수 있어 여드름 치료뿐만 아니라 가는 털의 제모 장비로 많이 사용되고 있다. 석션이 있어 면포성 여드름의 면포제거, 특히 코에 면포를 효과적으로 제거할 수 있으며 염증성 여드름에서는 빠른 치료 효과를 기대할 수 있다. 또한 시술전에 바른 물이 증발되면서 피부의 온도를 떨어뜨려 표피를 보호하는 작용이 있고 통증을 감소시키는 효과가 있

어 스케일링보다 편하게 치료를 받을 수 장점이 있으며 시술 시간도 짧게 걸린다. 그러나 석션을 이용하므로 눈 주위나 입주위 시술 시에 주의를 요하고 흡입하는 압력이 강하거나 출혈 경향의 환자에서는 멍이나 시술 자국이 남을 수 있는 단점이 있다. 일반적으로는 코주위의 피지제거, 통증에 민감한 청소년의 여드름 치료, 약물 복용이 어려운 임산부 치료에 많이 이용되고 있다. 대표적인 장비가 솔타(Solta)사의 PPX, Isolaz, 사이노슈어(Cynosure, 과거 Palomar)사의 테라클리어(해외에서는 Aclerara), 하이로닉사의 미라클리어다(그림 7-2).

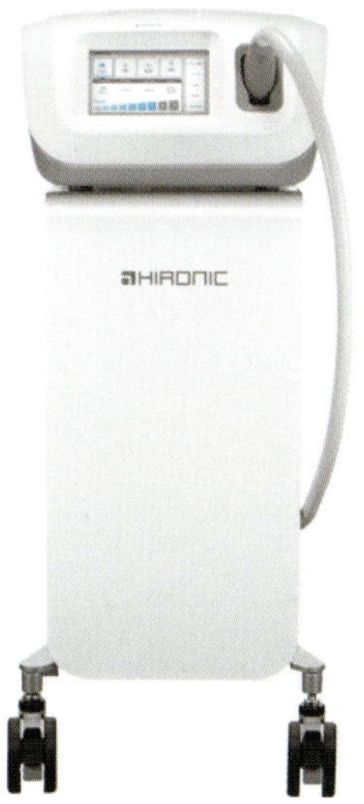

그림 7-2. 미라클리어(하이로닉)

② PDL(pulse dye laser)

여드름 치료에서 PDL의 효과에 대해서는 여러 가지 의견이 있다. 2003년 Lancet에 Seaton 등의 보고에 따르면 585nm PDL을 이용하여 여드름을 치료한 결과 50%이상의 치료효과를 보고한 반면에 2004년 Orringeret등이 JAMA에 보고한 것에 따르면 papule은 치료부위에서는 38%, 치료하지 않은 부위에서는 25% 개선, pustule은 치료부위에서 0%, 치료하지 않은 부위에서는 35% 개선된 것으로 보고하였다.

일반적으로 PDL는 염증성 여드름에는 효과적이고, 여드름이 지난 간

후에 남은 붉은 자국(여드름 홍반)에도 좋은 효과를 보인다. 대표적인 PDL로는 칸델라사(Cadela)의 브이빔 레이저(Vbeam laser)와 사이노슈어(Cynosure)사의 시너지(Cynergy)가 있다.

2) 피지선을 타겟으로 하는 치료

① 적외선 영역의 레이저(Infrared laser)

피지선은 피부표면에서 1mm정도 깊이에 위치하는 것으로 알려져 있다. 피지선에는 특정한 chromophore가 없기 때문에 피지선만 선택적으로 파괴하기는 힘들다. 따라서 표피는 보호하면서 1mm 깊이에 온도를 올려줄 수 있는 infrared 레이저가 치료에 이용되었고 대표적인 것이 1540nm Er:Glass laser인 아라미스, 1320nm Nd:YAG laser인 쿨터치, 1450nm diode laser인 스무스빔 레이저가 있다. 특히 스무스빔 레이저는 미국 FDA에서 여드름치료를 적응증으로 받은 레이저이다.

Victor Ross는 27명의 등 여드름 환자를 대상으로 스무스빔레이저로 치료하였다. 1회 시술후에 여드름이 63% 감소하였고 3회 치료후에 98%가 감소하였고 감소한 효과는 6개월후까지 지속된 것을 보고하였다. 2006년 Jih 등이 JAAD에 20명의 얼굴에 염증성 여드름 환자의 치료결과를 보고하였는데 1회 치료로 42.9% 감소, 3회 치료에 75.1% 감소, 12개월 후에도 76.1%가 감소된 효과가 유지된 것을 보고하였다.

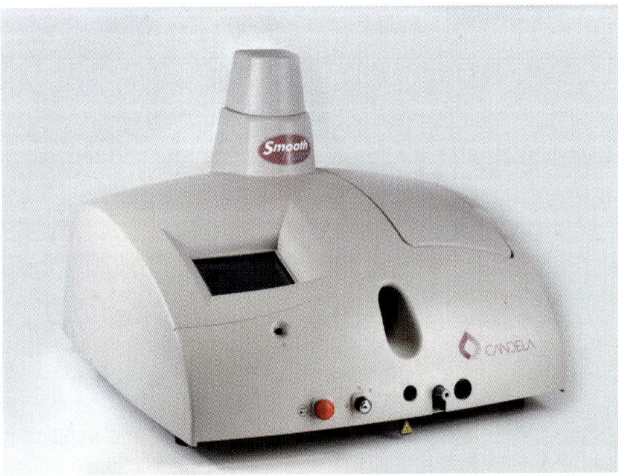

그림 7-3. 스무스빔 레이저

필자는 스무스빔 레이저를 사용하고 있는데 염증성 여드름에 뛰어난 효과를 보였고 비염증성 여드름에도 면포 감소 또는 피지 감소의 효과가 있었다. 또한 다른 비약물적 치료에 비해 치료효과가 오래 지속되는 경향이 있는데 이는 피지선에 영향을 주기 때문이라고 생각하고 있다. 다만 스무스빔레이저는 다른 레이저에 비해 통증이 심하고, 일부의 경우에 색소 침착이 남는 경우가 있는데 스무스빔 레이저 후의 색소침착은 다른 염증후 색소 침착에 비해 치료가 어렵다. 따라서 이마의 가장자리나 턱라인과 같은 부위는 색소침착이 잘 생길 수 있으므로 시술시에 정확한 시술이 필요하다. 그리고 스무스빔에 의한 색소침착은 레이저토닝 보다는 스타룩스 1540(아이콘)이나 1927nm의 프락셀 듀얼과 같은 프락셔널 레이저가 효과적이다.

② 광역동치료(PDT)

2000년에 Honcharu 등이 JID에 22명의 등 여드름 환자를 대상으로 5-ALA를 이용한 PDT 결과를 보고하였다. 조직학적 소견에서 follicular bacteria 수의 감소뿐만 아니라 피지선의 광독성 반응을 보였고 여드름의 감소효과가 10-20주까지 지속되었다. 이후 여드름 치료에서 PDT에 관한 많은 논문들이 발표되었다. PDT 치료는 피지선에 작용하므로 피지 감소의 효과와 여드름의 치료효과가 오래 지속되는 장점이 있다. 하지만 PDT 시술은 시술 전 처치, 약물종류, 약물 도포시간, 광원, 후처치 등 많은 변수가 있기 때문에 자신만의 파라미터를 가지고 있어야 한다. 또한 시술 후에 태닝, 여드름의 일시적 악화, 붓기와 홍반 등의 부작용이 있으므로 시술전에 환자에게 충분히 설명해야 한다.

③ 고주파: 써마지

2003년 Ruiz-Esparza 등이 22명의 여드름 환자를 대상으로 써마지를 시술한 결과 82%에서 뛰어난 효과, 9%에서는 중증도 효과, 9%에서는 효과가 없었다고 보고하였다. 써마지는 리프팅이나 탄력 증가와 같은 리쥬베네이션에 많이 사용되는 장비이다. 하지만 개인적인 경험에 따르면 여드름, 특히 성인 여드름에 효과가 있고, 치료효과도 1년이상 지속되는 장점이 있다. 반면 시술비가 고가이고 효과가 천천히 나타나는 단점이 있다. 개인적으로는 성인 여드름과 탄력 부족이 같이 있는 경우에 시도하고 있다.

표 7-5. 여드름의 다양한 치료법(Targets of Acne Therapy), +++=very strong effect, ++=strong effect, +=moderate effect, (+)=indirect/weak effect, −=no effect, ?=questionable

	Sebum excretion	Keratinization	*C. acnes*	Inflammation
Benzoyl Peroxide	−	*(+)*	*(+)*	*(+)*
Retinoids	−	++	++	+
Clindamycin	−	(+)	(+)	−
Antiandrogens	++	+	+	−
Azelaic acid	−	++	++	+
Tetracyclines	−	−	−	+
Erythromycin	−	−	−	−
Isotretinoin	+++	++	++	++
PPX(Suction+IPL)	?	++	++	+
Vbeam laser	?	?+	?+	+
Smoothbeam	++	−	−	?
Thermage	+	−	−	−
Needle RF	++	+	+	−
PDT	+++	+	+	?
PTT	+++	++	++	(+)

5. 골드 PTT

골드 PTT는 골드 마이크로파티클을 피부에 바르고 마사지를 하여 이 입자들이 모공과 피지선에 들어가게 하고, 그 후에 레이저를 사용하여 모공과 피지선에서 있는 골드 마이크로파티클이 가열하면 이 에너지가 피지선과 모공에 영향을 주어 여드름을 유발하는 근본 원인인 과다한 피지분비, 모공의 과각화, 여드름균 (*C. acnes*)에 모두 작용하여 여드름을 개선하는 치료법이다.

1) Paithankar 등의 연구

1차 연구에서 48명의 중등도-중증 염증성 여드름 환자(moderate-to-severe inflammatory facial acne, IGA scale from scores 3-4)를 대상으로 23명은 2주 간격으로 골드 PTT를 3차례 시행하였고, 25명은 대조군으로 관찰하였다(표 7-6). 치료 12주에 염증성 병변수는 14.3 감소로, 대조군 집단의 5.1보다 유의하게 감소하였다. 염증성 병변은 치료 후에 계속 감소하였고 치료 28주 후에는 기존에 비해 61% 감소하였다. 치료 후에 심각한 부작용은 없었으며, 통증은 평균 3.9 점이었고, 일부 환자에서는 30분 정도 지속되는 홍반이나 모공주위의 부종이 관찰되었다.(그림 7-4)

2차 연구에서 51명의 여드름 환자 중 27명에 시행한 골드 PTT를 1주일 간격으로 3회 시행하였고, 24명은 대조군으로 레이저 치료만 1주일 간격으로 3회 시행하였다.(그림 7-6)

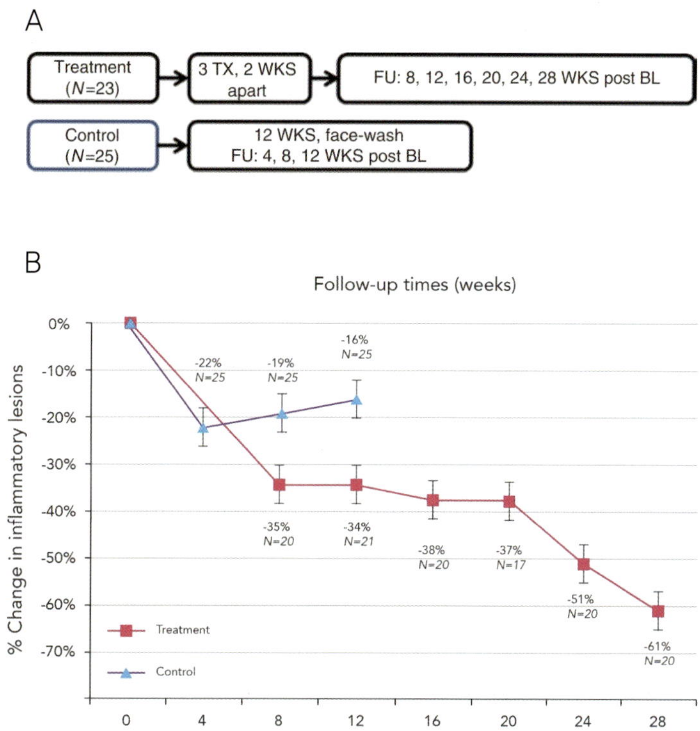

그림 7-4. 1차 연구, A. 연구 플로우차트, B. 염증성 병변의 수의 변화 (참고: Paithankar DY, *et al. J Invest Dermatol*. 2015;135(7):1727-1734.)

치료 12주 후에 염증성 병변 수는 골드 PTT 치료군에서 49.0%, 레이저 단독 치료군은 21.7% 감소하였다. 치료 16주 후에는 염증성 병변 수는 골드 PTT 치료군에서 53.0%, 레이저 단독 치료군은 30% 감소하였다.(그림 7-5)

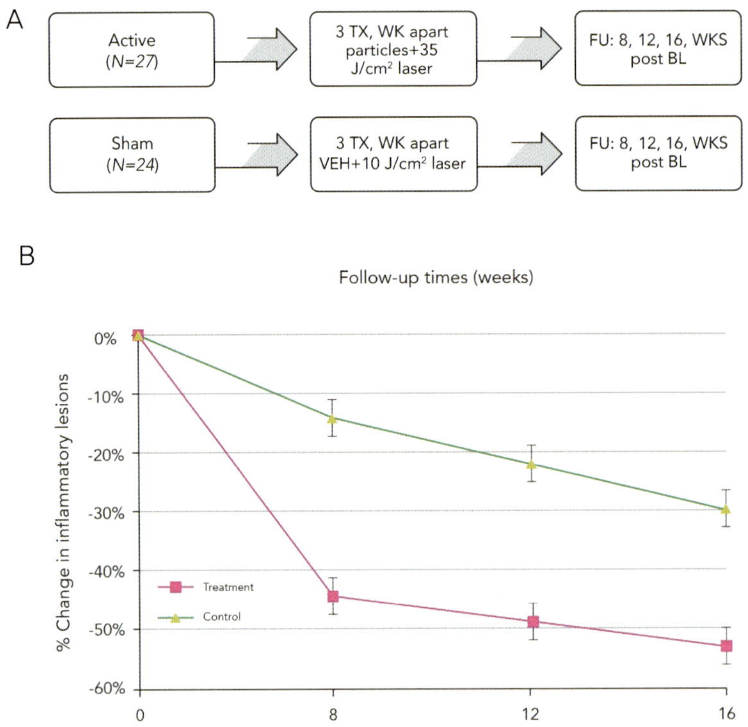

그림 7-5. 2차 연구. A. 연구 플로우차트, B. 염증성 병변의 수의 변화 (참고: Paithankar DY, *et al. J Invest Dermatol.* 2015;135(7):1727-1734.)

Investigator's Global Assessment (IGA) score(표 7-6)는 골드 PTT 치료군의 40%에서 2점 이상의 감소가 있었지만 레이저 치료군에는 2점 이상 감소한 경우는 없었다. 골드 PTT 치료후에 통증 점수는 평균 3.5로 환자들이 잘 참을 수 있었다.

2) Fuchs 등의 연구

Fuchs 등이 중등도(moderate acne severity) 또는 중등도 중증 여드름 환자 (moderately severe acne) 총 28명을 대상으로 골드 PTT 단독요법을

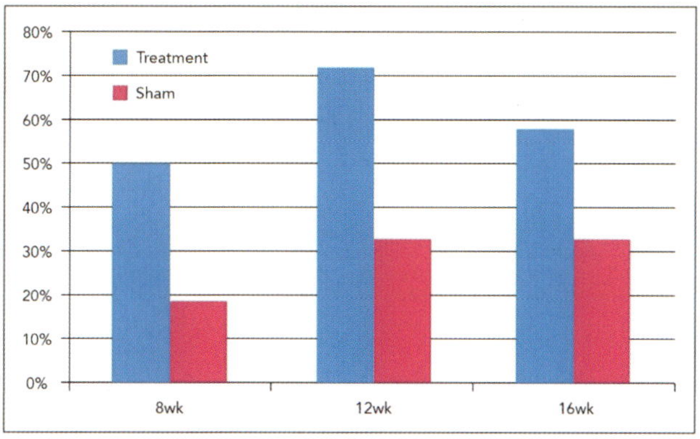

그림 7-6. 2차 연구, 염증성 병변의 수가 50%이상 감소한 것을 positive 반응으로 측정함. (참고: Paithankar DY, *et al*. *J Invest Dermatol*. 2015;135(7):1727–1734.)

표 7-6. Investigator' s Global Assessment (IGA) of acne severity		
0	Clear	Residual hyperpigmentation and erythema may be present
1	Almost clear	A few scattered comedones and a few small papules
2	Mild	Easily recognizable; less than half the face is involved. Some comedones and some papules and pustules
3	Moderate	More than half the face is involved. Many comedones, papules, pustules. One nodule may be present
4	Severe	Entire face is involved, covered with comedones, numerous papules and pustules, and a few nodules and cysts

1주 간격으로 3번 치료한 후 12주 후에 경과 관찰을 시행하였다. 추적가능한 25명중 76%(19명) 환자에서 WLC(weighted lesion count)에서 ≥40% 여드름 병변 감소를 관찰하였고, 이들의 여드름 병변은 평균 63% 감소하였다.

12주 추적 관찰에서 25명의 환자 중 19명 (76%)은 40% 이상의 WLC 감소를 하였다 (평균 63% 감소)(그림 7-7). 치료 전, 치료 12주 및 24주에서의 IGA (Investigator' s Global Assessment) 분포를 보면 IGA 점수가 3 및 4인 환자의 비율이 감소됨을 보였고, 특히 24주에서 극적인 감소가 관찰되었다. 전반적으로, 치료전과 비교하여 12주차에 WLC에서 유의미한 감소가 있었다.(그림 7-8)

골드 PTT 치료시에 통증 점수는 평균 4.0이었다. 국소적인 피부 부작용으로 홍반, 모공주위의 부종이 일반적으로 관찰되었지만 수 시간 내에 해결되었다. 3명의 환자에서 레이저 치료 후 피부 표면의 erosion이 관찰되었다. 치료 과정 동안 또는 치료 후 3명의 환자에서 2 × 2mm 크기의 색소반이 관찰되었지만 이들 색소반도 시간이 지남에 따라 개선되었

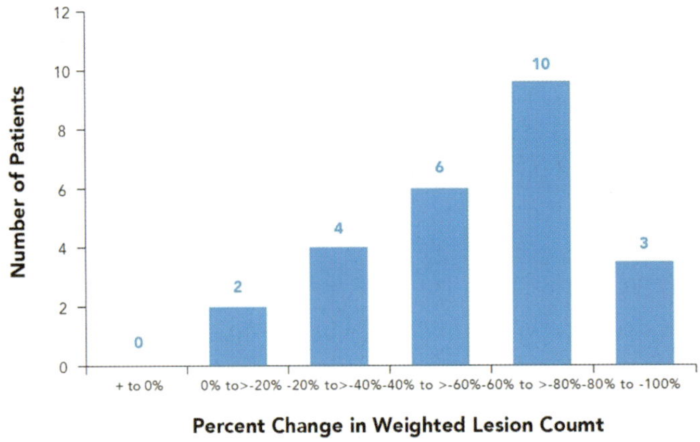

그림 7-7. 치료 12주 가중 병변 수의 변화를 통한 치료 효과의 분포(Distribution of treatment efficacy measured in change in weighted lesion count week qr post-baseline) (참고: Fuchs CSK *et al. Lasers Surg Med.* 2019;51:686-693.)

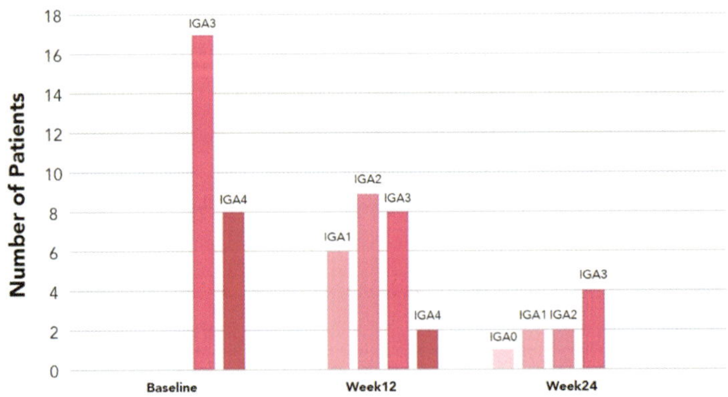

그림 7-8. 치료 24주까지 IGA 수치의 분포 (참고: Fuchs CSK *et al. Lasers Surg Med.* 2019;51:686-693.)

다. 환자의 만족도는 12주 후의 추적 방문에서 모든 환자의 81%가 치료에 “매우 만족” 또는 “약간 만족” 했다고 보고했다.

3) Dr. Ashish Bhatia 발표

Dr. Ashish Bhatia 등은 연구에 따르면 유럽의 9곳의 병원에서 경증과 중등도 염증성 여드름 환자 71명을 대상으로 2-4주간 에피듀오(0.1% 아다팔렌과 2.5% 벤조일 퍼옥시드를 함유하는 겔)을 사용한 후에 3주 동안 매주 골드 PTT를 시술한 결과 골드 PTT 치료 3개월 후에 평균 여드름 염증성 병변 수 (ILC) 개선은 치료전보다 66% 개선되었고, 치료 6개월에 79%로 개선되었다. 그리고 환자의 63%가 치료 6개월 후에 Investigator Global Assessment (IGA) 점수로 clear 또는 almost clear 소견을 보였다. 치료 3개월 후에 환자의 76%는 여드름 약물 치료가 필요하지 않았고, 6개월 후에 환자의 61%가 여드름의 약물 치료를 필요하지 않았다. 6개월 동안의 추적 기간 동안 29 %의 환자가 국소약물 처방을 받았으며, 10%만이 경구용 전신약물을 처방 받았고, 90% 환자는 경구용 전신 약물의 복용은 필요하지 않았다.

치료 후에 일시적인 홍반이 있었지만 시술 후 일상 생활은 가능했고, 심각하거나 예상치 못한 부작용이 없었다.

참고-"Acne Treatment with Pre-Conditioning and Selective Photothermolysis of Sebaceous Follicles with Gold Microparticles and Laser" ASDS 2018 Annual Meeting.

4) Dr. Jill Waibel과 Dr. Arielle Kauvar의 발표

76명의 환자를 대상으로 골드 PTT 시행한 후 12개월의 평가에서 여드름 염증성 병변 수 (ILC)은 시술전에 비해 평균 85% 개선되었고, 여드름 환자의 56%는 여드름 약물의 사용이 필요하지 않았다.

환자의 67%는 치료 12개월의 IGA (Investigator Global Assessment) 점수가 clear 또는 almost clear 였다.

08

시술 전 상담

Consultation

피부과 미용 시술 전에 상담은 환자의 피부 상태에 가장 적합한 시술 방법의 결정, 치료 횟수, 치료 효과와 부작용에 대한 상담으로 이루어진다.

현재 골드 PTT는 여드름, 넓은 모공, 피부 노화, 제모 등의 다양한 미용치료뿐만 아니라 광선각화증 등의 피부암의 치료에도 시도되고 있다. 특히 골드 PTT는 여드름 치료에 좋은 효과를 보이며 경증 또는 중등도 여드름 환자가 주된 적응증이다. 다만 심한 농포성과 같은 중증 여드름에는 조심스럽게 접근하는 것이 바람직하다.

일반적으로 미용 치료를 위해서 피부과를 내원하는 환자들은 질환의 치료를 목적으로 내원하는 환자에 비해 비교적 큰 기대를 가지고 있는 경우가 많다. 이런 경우에는 기대치와 치료효과의 차이로 인해 치료 불만족으로 이어질 수 있으므로 시술전의 상담과정에서 기대치를 현실화시켜 주어야 한다. 이때 가장 보편적으로 사용되는 방법이 기존에 발표된 논문이나 발표 자료를 바탕으로 상담하는 것이다.

여드름에 대한 골드 PTT의 치료 효과는 보고자마다 조금씩 차이는 있다. 유럽에서 시행된 연구에서 골드 PTT 치료 후 여드름이 평균적으로 3개월에 65%, 6개월에 74% 개선, 12개월에 85% 개선된다고 보고하였다 (Haedersdal, *et al.* IMCAS 2019)

또한 Waibel 등이 발표한 보고에 따르면 치료 후 24개월에 여드름 병변 개선율은 평균 92%이었고, 77%에서는 여드름의 약물 치료가 필요하지 않았고, 9%에서는 국소약물, 14%에서는 전신 약물을 사용하였다. (Waibel, *et. al.* Data from a non-randomized European registry study at ASDS 2019)

Paithankar 등의 연구에서는 골드 PTT 후에 28주 동안 연구한 결과 치료 후에 여드름 환자는 평균 3개월에 34% 개선되고, 7개월에 61% 개선되었다. (Paithankar *et al. Journal of Investigational Dermatology*. 2015; 135(7):1727-1734.)

미국에서 시행된 임상 연구에서 골드 PTT는 레이저 단독 치료에 비해 치료 횟수가 적고, 치료 시에 레이저 플루언스(fluence)도 낮았다. 치료와 관련된 부작용은 일반적으로 레이저 제모와 유사했다.

골드 PTT의 시술은 논문에 따르면 3회 정도의 시술을 하지만 여드름이 만성질환으로 호전과 악화를 반복하므로 환자에게 설명할 때는 환자의 피부 상태와 여드름의 정도에 따라 다를 수 있음을 설명해야 한다.

시술 전 상담에서 치료 효과에 대해 현실적인 기대치를 가지게 하는 것과 치료 프로그램 외에 시술시 발생할 수 있는 부작용에 대한 충분한 설명도 중요하다. 골드 PTT는 골드 마이크로파티클과 레이저를 사용하므로 두 가지에 의한 부작용이 생길 수 있다. 우선 골드 마이크로파티클은 알러지와 같은 부작용은 매우 적은 것으로 알려져 있지만 피부 속에 남아 있는 경우에는 금피증을 유발할 수 있다. 따라서 심한 농포성 여드름이나 결절성 여드름에는 골드 마이크로파티클이 피부 속에 남아 있지 않도록 바르고 초음파로 투여시 주의를 요한다. 아울러 시술시에 레이저 시술 시에 나타날 수 있는 부작용인 시술시의 통증, 시술 후의 홍반, 부종, 색소침착, 흉터가 생길 수 있으므로 주의를 요한다. 특히 치료전에 피부에 남은 골드를 충분히 제거하지 않으면 피부 표면에 미란(erosion)이나 수포 등의 부작용이 생길 수 있으므로 시술전에 꼭 골드가 피부에 남았는지를 체크해 보아야 한다.

시술 상담을 한 후에 시술이 결정된 경우에 시술 예약으로 이어진다. 이때 시술 전 기간 동안에 사용할 클렌저, 보습제, 자외선 차단제에 대한 상담도 시술 결과를 높이는데 도움이 된다.

09

시술 준비

Preparation

1. 사진 촬영

시술을 위해 처음 내원시에 사진 촬영을 진행하는 경우가 많다. 사진 촬영을 통해 현재의 피부 상태를 기록하고 시술 효과와 부작용을 파악하는데 도움이 된다. 사진은 일반적인 카메라 사진도 도움이 되지만 비지아(Visia)나 마크뷰(MarkVu)와 같은 촬영장비를 이용하는 것이 경과 관찰에 유리하다. 또 사진은 화장을 한 상태보다는 클렌징 후에 진행하는 것이 일반적이다.

2. 클렌징(그림 9-1)

골드 PTT는 골드 마이크로파티클을 모공 속으로 투여하고 레이저를 이용하여 치료하기 때문에 골드 마이크로파티클을 효과적으로 모공 속으로 투여하는 것이 무엇보다 중요하다. 일반적으로 모공속에는 피지와 각질, 그리고 그 외는 노폐물이 쌓여 있기 때문에 시술전에 클렌징을 통해 이들을 제거하여야 한다. 특히 내원시에 화장을 하고 온 경우나 자외선 차단제를 사용한 경우에는 꼭 클렌징이 필요하다.

클렌징은 일반적인 클렌징도 가능하지만 모공속에 피지를 녹여낼 수 있는 클렌저를 사용하는 것이 좀더 효과적이다.

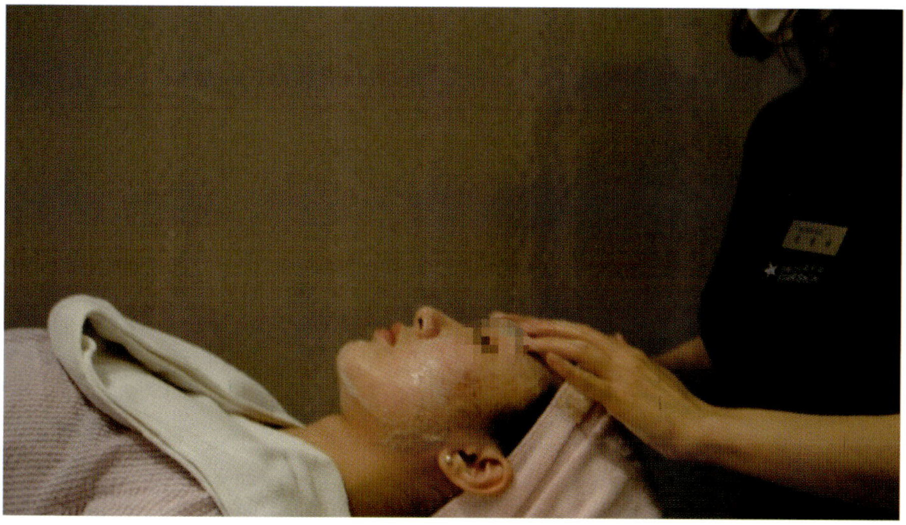

그림 9-1. 클렌징

3. 여드름 압출(그림 9-2)

면포성 여드름(소위 좁쌀 여드름)과 같이 모공속에 피지가 많이 쌓여 있는 경우에는 골드 마이크로파티클이 모공속으로 충분히 들어가기가 힘들다. 이런 경우에는 클렌징 후에 압출을 통해 모공속의 면포를 제거해 주는 것이 도움이 된다. 다만 염증성인 경우에는 압출 없이 골드 PTT를 바로 시행할 수도 있다.

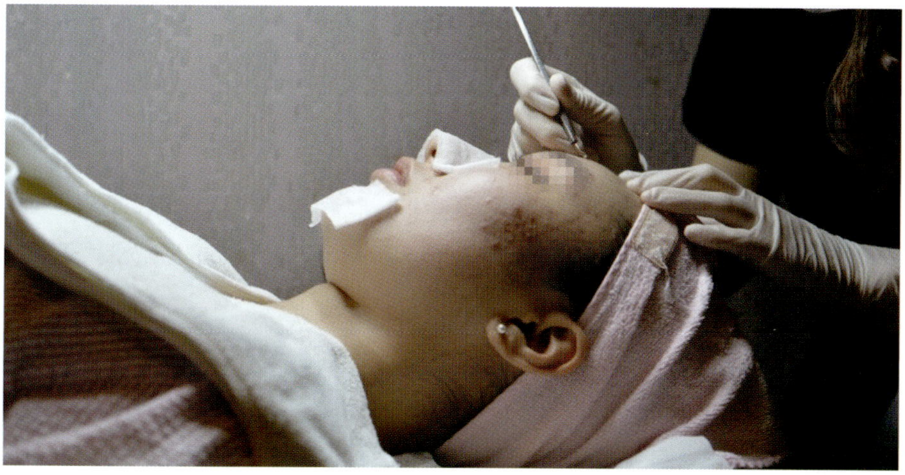

그림 9-2. 여드름 압출

4. 초음파영동기를 이용한 골드 마이크로파티클 침투(그림 9-3)

골드 마이크로파티클을 피부에 바르는 경우에 모공의 크기에 비해 골드 마이크로파티클의 크기가 적어 모공속으로 들어가지만 좀더 효과적으로 모공 속 깊은 곳에 넣기 위해 초음파영동법(sonophoresis)을 사용한다. 피부에 골드 솔루션을 바르면서 초음파 영동기로 약 10분동안 부드럽게 마사지해 준다.

그리고 결절성 여드름이나 낭포성 여드름의 경우는 골드 마이크로파티클의 침투시에 낭포안으로 골드 마이크로파티클이 들어가지 않도록 주의를 요한다.

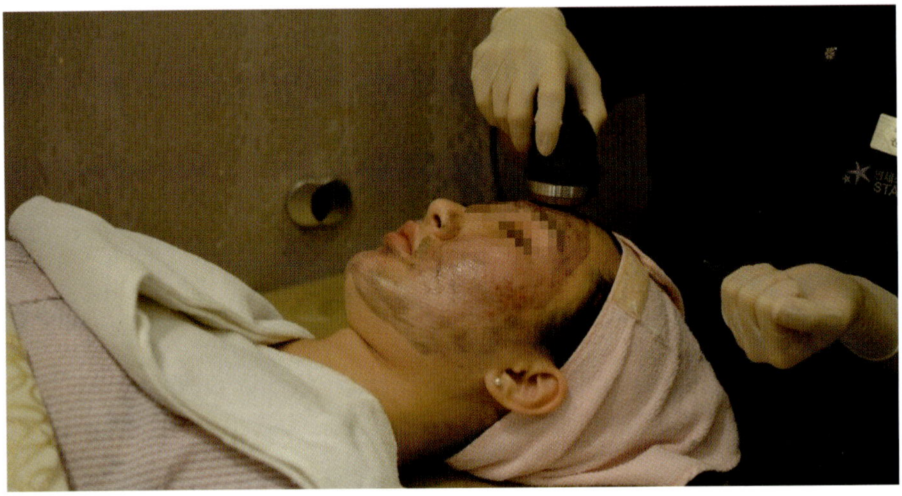

그림 9-3. 초음파 영동기를 이용한 골드 마이크로파티클 침투

5. 피부 표면의 골드 마이크로파티클의 제거(그림 9-4)

초음파영동법을 마친 후에는 피부 표면에 있는 골드 마이크로파티클을 제거해 주어야 한다. 들어간 해면이나 젖은 거즈, 화장솜을 이용해 피부 표면의 골드 마이크로파티클 닦아 내고, 필요시에는 알코올이나 붕산(보릭, Boric acid) 솜으로 한

번 더 깨끗이 닦는다. 이를 통해 피부 표면의 골드 마이크로파티클은 제거되고, 모공에만 선택적으로 남아 있게 된다.

만약 피부표면에 골드 마이크로파티클이 남아 있는 경우에는 레이저와 반응하여 홍반, 수포, 화상, 흉터 등을 유발할 수 있으므로 주의를 요한다.

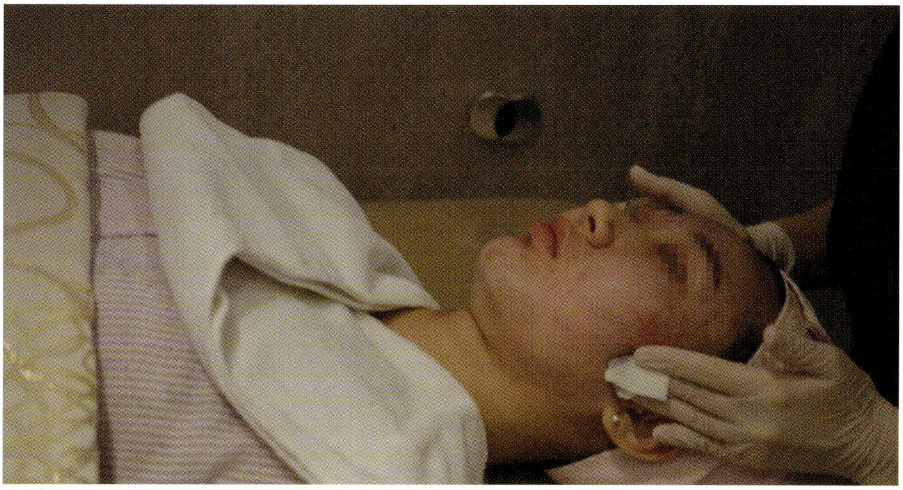

그림 9-4. 피부 표면의 골드 마이크로파티클의 제거

10

마취 방법

Anesthesia

사람마다 통증에 대한 민감도는 다르지만 대부분의 사람들은 골드 PTT는 시술시에 작은 고무밴드로 피부에 튕기는 정도 또는 바늘로 약간 찌르는 느낌 정도의 통증이라고 한다.

몇몇 연구에 따르면 평균 통증 점수는 0–10 (0은 통증이 없는 상태이고 10이 가장 통증이 심한 상태)의 척도에서 3–4 사이이라고 한다(그림 10–1). 따라서 골드 PTT 치료시에는 일반적으로 마취는 필요하지 않다. 다만 통증에 예민한 경우에는 시술전에 마취연고를 이용한 피부 표면 마취나 수면 마취도 고려해 볼 수 있지만 시술 자체가 통증이 심한 시술은 아니다.

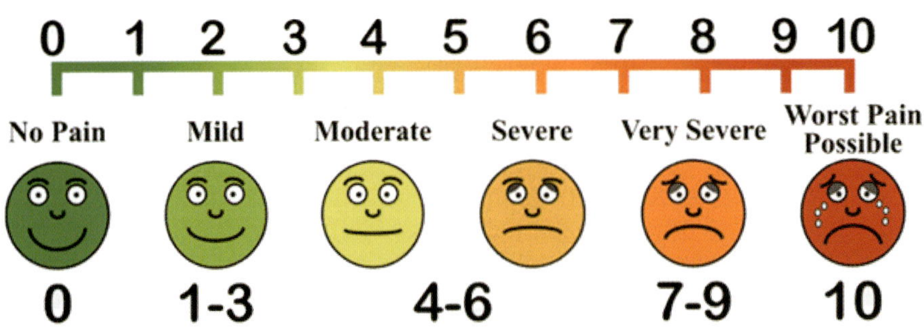

그림 10–1. 통증 척도 (Pain measurement scale)

여드름은 일반적으로 청소년기에 많이 생기기 때문에 환자 중에는 청소년이나 레이저 치료를 한번도 해 보지 않은 사람들이 많아 통증에 대해 민감하게 반응하는 경우도 있다. 이런 경우에는 에어 쿨링기기(Zimmer Cooler), 차가운 얼음이나 팩을 치료 부위에 닿게 하면 시술시에 통증을 줄일 수 있다(그림 10-2). 또한 골드 PTT에 사용하는 기기들이 주로 제모를 위해 개발된 것이 많고, 이들 기기에는 자체적인 냉각장치가 있어 이를 이용하면 시술시의 통증을 줄일 수 있다.

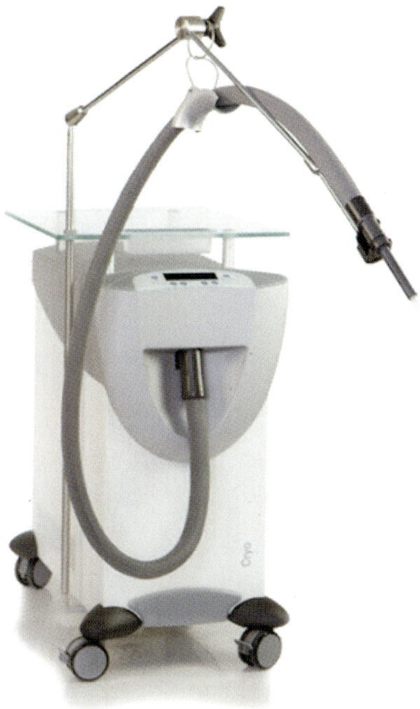

그림 10-2. 에어 쿨링기기(Zimmer Cooler)

11

시술 방법

Procedure method

레이저실에서 시술 준비가 되면 치료전에 환자의 피부 표면에 골드 마이크로파티클이 남아 있는지 확인한다. 특히 레이저의 팁부분이 피부에 직접 접촉되어 조사되는 기기인 경우에는 피부 표면에 골드 마이크로파티클이 남아 있는 경우에는 화상의 위험성이 있어서 젖은 거즈로 한번 더 닦아보면서 확인한다.

이후에 환자에게 보안경을 착용하게 하고 의료진도 레이저기기에 따른 적절한 보안경을 착용한 후에 시술을 시작한다(그림 11-1).

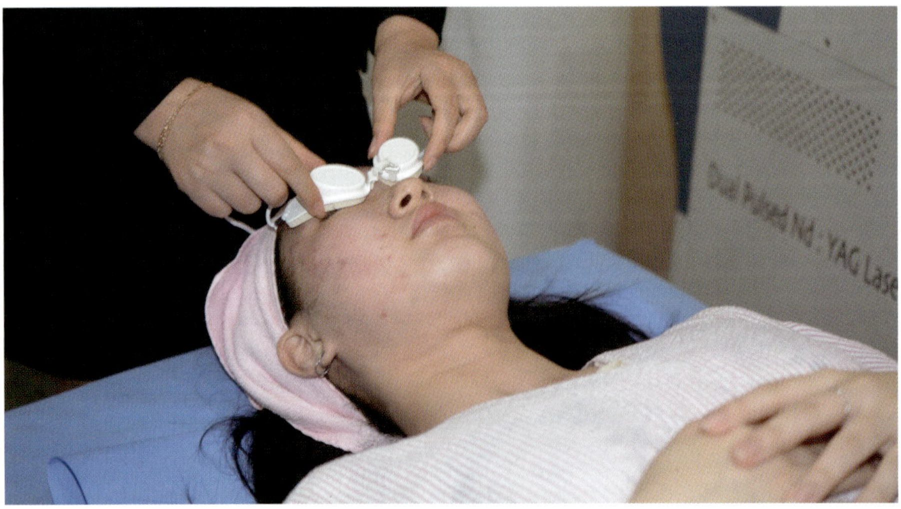

그림 11-1. 통증 척도 (Pain measurement scale)

골드 마이크로파티클은 700nm 이상에서 높은 흡광도를 보이므로 시술 시에 레이저는 805nm, 1064nm 레이저 등이 사용될 수 있고, IPL도 사용이 가능하지만 IPL의 특성상 기기에 따른 파라미터의 조절이 필요하다.

1. 800/805nm 다이오드 레이저

800nm대 다이오드 레이저는 주로 제모를 위해 개발되었고, 컨택트 쿨링(contact cooling)을 이용하는 경우가 많다. 골드 마이크로파티클은 800nm대에서 흡광도가 높기 때문에 골드 PTT의 치료효과도 좋지만 시술 시에 주의할 점도 있다.

우선 다이오드레이저는 레이저 팁이 피부에 닿기 때문에 피부 표면에 골드 마이크로파티클이 남아 있는 경우에 국소적으로 열이 발생되어 미란(erosion)이 생길 수 있으므로 치료전에 피부 표면에 골드 마이크로파티클이 남아 있지 않게 잘 제거해 주어야 한다. 시술은 일반적으로 fluence는 30 J/cm^{2}을 사용하고, 펄스폭(pulse duration)은 30 msec의 세팅으로 양볼, 코, 턱 부분을 1 패스 또는 10% 오버랩 하면서 2 패스로 치료한다. 남자의 경우에 수염이 있는 곳은 통증이 크고, 수염이 제모가 될 수 있으므로 주의를 요한다. 시술시에 통증이 심한 경우에는 fluence를 24-27 J/cm^2 로 10-20%정도 낮추어서 치료한다. 이마의 경우에는 피부가 뼈와 가까워 통증이 다른 부위에 비해 심할 수 있어 시술시에 24-27 J/cm^{2}정도로 시작하고, 필요시에 fluence를 10-20%정도 더 줄여서 치료한다.

2. 1064nm 롱펄스 엔디야그 레이저

일반적으로 스팟 사이즈가 10-15mm 크기의 팁을 사용하고, fluence는 30-33 J/cm^2, 펄스폭(pulse duration)은 30 msec로 양볼, 코, 턱 부분을 1 패스 또는 10% 오버랩 하면서 2 패스로 치료한다. 남자의 경우에 수염이 있는 곳은 통증이 크고, 수염이 제모가 될 수 있으므로 주의를 요한다. 시술 시에 통증이 있을 수 있으므로 천천히 시술해야 하고, 통증이 심한 경우에는 fluence를 30 J/cm^{2}이하로 낮추어서 치료하거나 레이저 장비에 있는 냉각장치, 에어쿨링 장비를 이용하여 통증을 줄인다. 이마의 경우에는 피부가 뼈와 가까워 통증이 다른 부위에 비해

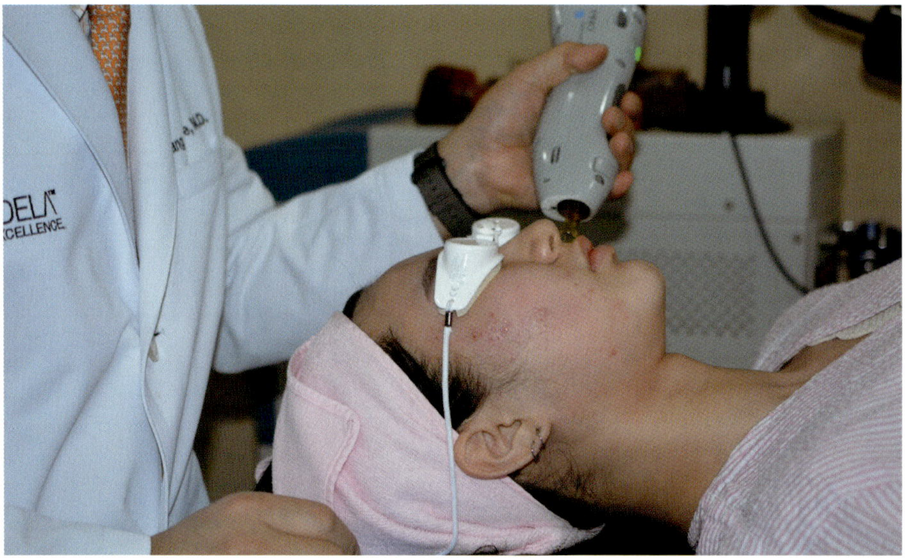

그림 11-2. 1064nm Nd:YAG 레이저를 이용한 골드 PTT

심할 수 있어 필요시 이마는 24-28 J/cm^2정도로, 볼에 비해 fluence를 20%정도 줄여서 치료한다.(그림 11-2)

표 11-1. 1064nm Nd:YAG 레이저 치료 파라미터
PTT
• 파장 : 1064nm
• Fluence : 20-35 J/cm^2
• 펄스폭 : 30ms
• 스팟 크기 5-15mm
• 냉각 : 레이저에 장착된 냉각 장비 또는 에어 쿨링 장비(Zimmer cooler)

3. 제네시스 테크닉

제네시스 테크닉은 1064nm 롱펄스 엔디야그 레이저(long pulse Nd:YAG laser)를 사용하여 비교적 낮은 에너지로 많은 샷을 쏘아주는 테크닉이다. 일반적으로

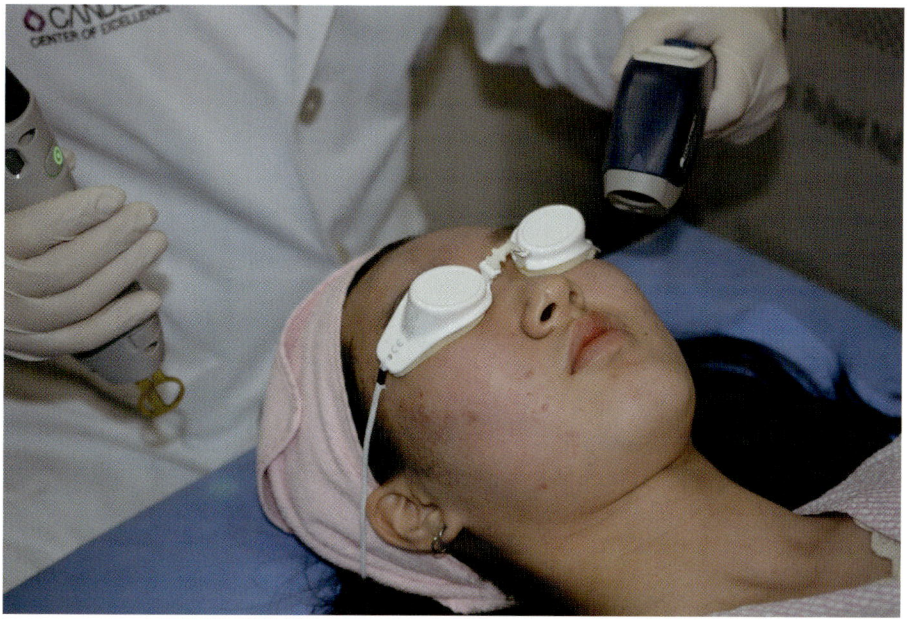

그림 11-3. 실시간 피부 표면 온도 체크

10-12mm의 스팟, 펄스폭은 0.3-0.5sec(0.5sec 선호), fluence는 6-10 J/cm^2 (6 또는 8 J/cm^{2}선호), 7-10Hz로 얼굴 전체에 2,500-3,000샷 정도 쏘아준다.

제네시스 테크닉으로 시술 할 때 end point는 온도계로 피부의 온도를 측정하여 40-43도에 도달한 경우나, 수술용 장갑을 끼고 만졌을 때 따뜻한 느낌이 드는 온도, 환자가 통증을 느끼기 시작하기 직전의 온도가 적절한 end point다. 만약 이런 방법들이 어려운 경우에는 얼굴 전체를 기준으로 2,000-3,000샷 정도를 쏘아주는 방법도 있다.(그림 11-3)

제네시스 테크닉은 비교적 낮은 fluence를 사용하므로 통증이 적은 장점은 있지만, 치료효과는 다이오드 레이저나 높은 에너지를 사용하는 1064nm 롱펄스 엔디야그보다 상대적으로 적다. 다만 처음 시술을 하는 경우나 통증에 민감한 환자에 사용하면 치료에 대한 순응도는 좋고, 여드름에 대한 개선 효과뿐만 아니라 여드름 홍반이나 피부 탄력에도 도움이 된다.

4. 복합치료

골드 PTT의 치료 효과를 높이기 위해 1064nm 롱펄스 엔디야그 레이저를 높은 에너지로 시술한 후에 제네시스테크닉으로 추가적으로 치료할 수 있다.

그리고 여드름의 좀더 빠른 개선을 위해 골드 PTT 시술 후에 제스너 필(Jessner's Peel)과 같은 가벼운 스케일링 치료를 병행하기도 하고, 경우에 따라서는 약물 치료도 병행한다.

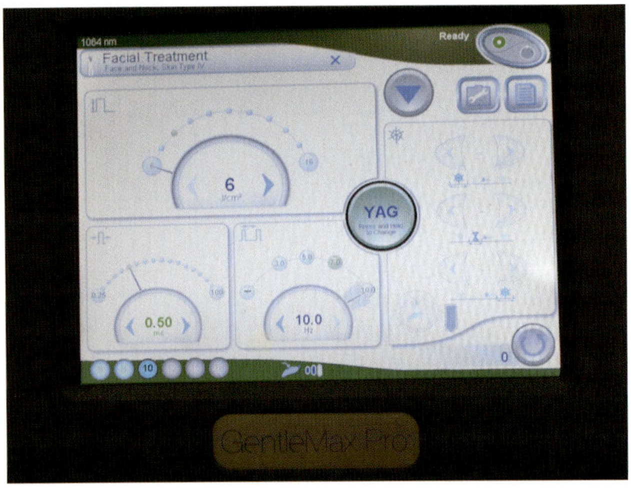

그림 11-4. 제네시스 치료 파라미터 예시

5. 치료 간격

골드 PTT는 일반적으로 1-2주 간격으로 3-5번을 시행한다.

표 11-2. 치료 프로토콜 예시

1064nm wavelength lasers : Clarity (Lutronic) / GentleMax (Candela) / ExcelV (Cutera)	
Cleansing of the face	2 minutes
Facial scrub and extrude acne	10 minutes
Using Sonophoresis (Ultrasound) to induce Gold Nanoparticles	10 minutes
Wipe out the skin surface & Proceed Laser treatment Bellow	10–15 minutes
Total Treatment Time	35–45 minutes

	Case 1	Case 2	Case
Laser	1064nm Nd:YAG laser	1064nm Nd:YAG laser	1064nm Nd:YAG laser
Spot size (mm)	15	8	10
Pulse duration (msec)	0.35	3	20–30
Fluence (J/Cm^2)	4 (Laser Genesis)	10–15	24–30
Hz	10	5	1–2
Pass	3 passes for full face	3 passes for full face	1–2 passes for full face
Temperature (°C)	38–40	38–40	

12

시술 후 관리 및 주의사항

Postoperative Care

1. 시술 직후 관리

일반적인 레이저 시술과 마찬가지로 골드 PTT 후에도 열감, 붓기, 홍반이 나타나므로 진정 관리가 필요하다. 진정은 냉습포나 팩을 이용하여 15-20분간 진행한다(그림 12-1). 여드름의 경우에 레이저 시술 후에 일시적으로 여드름이 악화되는 경

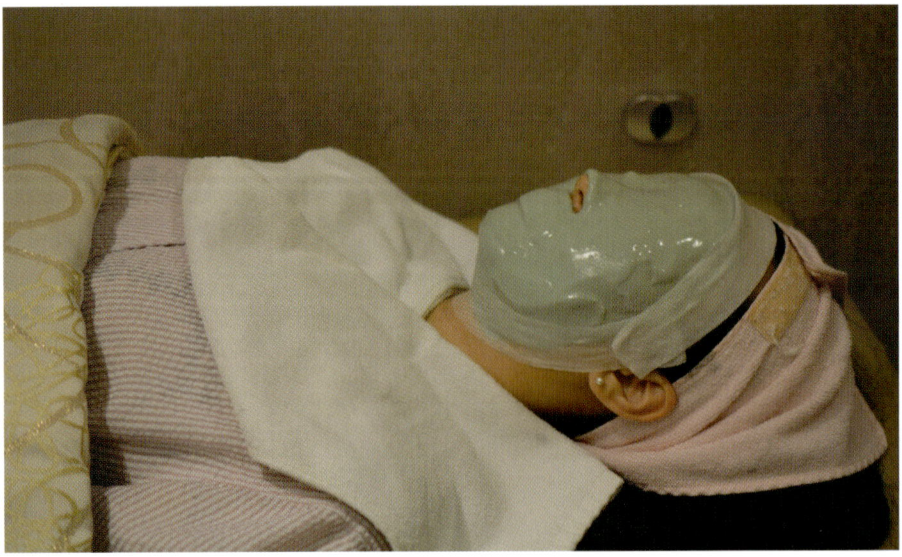

그림 12-1. 진정 팩

우가 있고, 염증성 여드름이 심한 경우에는 제스너 솔루션이나 10% TCA 용액을 이용하여 피부 표면을 가볍게 스케일링해 줄 수도 있다(그림 12-2).

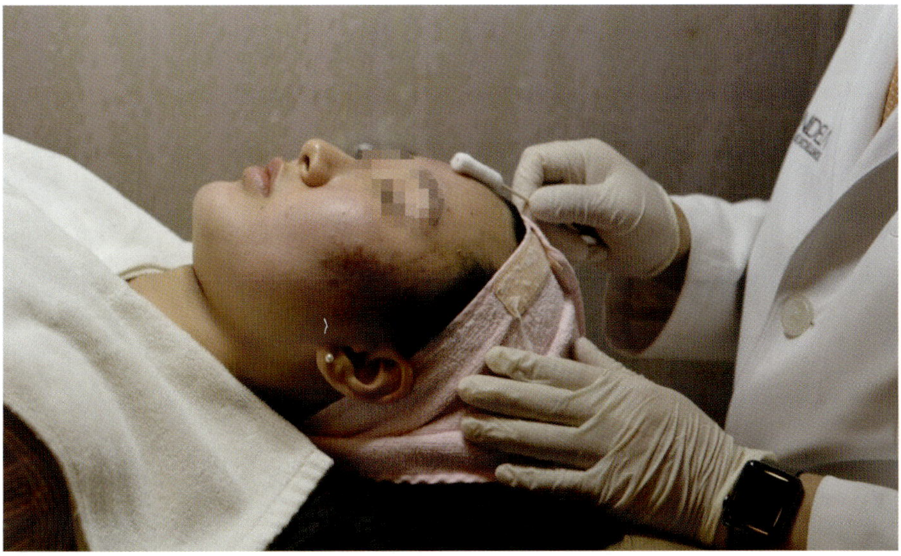

그림 12-2. 스케일링(superficial chemical peel)

2. 화장

골드 PTT 시술 후 24-48시간 동안은 홍반이나 홍조가 있을 수 있는데 이는 정상적인 반응이다. 시술 후에 약간의 건조감이나 각질이 생길 수 있으므로 보습제는 꾸준히 사용하여 피부를 보호해야 한다. 골드 PTT는 광역동치료(PDT)와 달리 48시간동안 햇빛의 차단은 필요하지 않지만 평소처럼 SPF30이상의 자외선 차단제를 사용하는 것이 권장된다.

3. 세안과 샤워

시술 당일부터 세안과 가벼운 샤워는 가능하다. 다만 사우나나 탕목욕은 피하는 것이 좋다.

4. 운동

시술 당일부터 헬스나 조깅과 같은 운동은 가능하다

5. 흡연과 음주

흡연은 피부에 나쁜 영향을 미치므로 레이저 시술이나 피부 치료 후에는 피하는 것이 좋다. 과도한 음주도 피부과 치료 후에는 삼가해야 한다.

6. 주의 사항

골드 PTT도 광역동치료(PDT)처럼 피부속의 피지선이 파괴되면서 일시적으로 여드름이 더 심해질 수 있다. 시술 1-3일에 여드름이 더 심해지는 경우에는 가벼운 스케일링과 같은 시술이 도움이 된다. 그리고 시술시마다 일시적으로 여드름이 악화된다면 시술 후에 예방적 여드름 약물 치료도 고려해 볼 수 있다.

골드 PTT는 한번의 치료도 효과가 있지만 반복 치료가 필요한 시술이다. 치료는 1-2주 간격으로 평균 3-5회 정도를 시행하고, 환자의 피부 상태, 여드름의 중증도 등에 따라 추가적인 시술이 필요할 수도 있다. 치료 효과는 시술 직후부터 바로 나타나기도 하지만 3개월 이후에 개선되는 경우가 많고, 이후에도 여드름이 건강상태나 피부 상태에 따라 일시적으로 나빠질 수 있지만 전체적인 경과는 3개월 이후에도 여드름이 점진적으로 개선된다.

13

부작용

Side Effects

골드 PTT는 골드 마이크로파티클과 레이저를 사용하므로 골드 마이크로파티클에 의한 부작용과 레이저 치료에 의한 부작용이 생길 수 있다. 대표적인 부작용으로는 골드 마이크로파티클이 피부 속에 남아서 생기는 문신이나 금피증, 레이저에 의한 부작용으로 홍반, 부종, 통증, 수포, 화상, 색소침착, 흉터 등이 있고, 여드름 시술 후에 일시적인 여드름의 악화가 생길 수 있다.

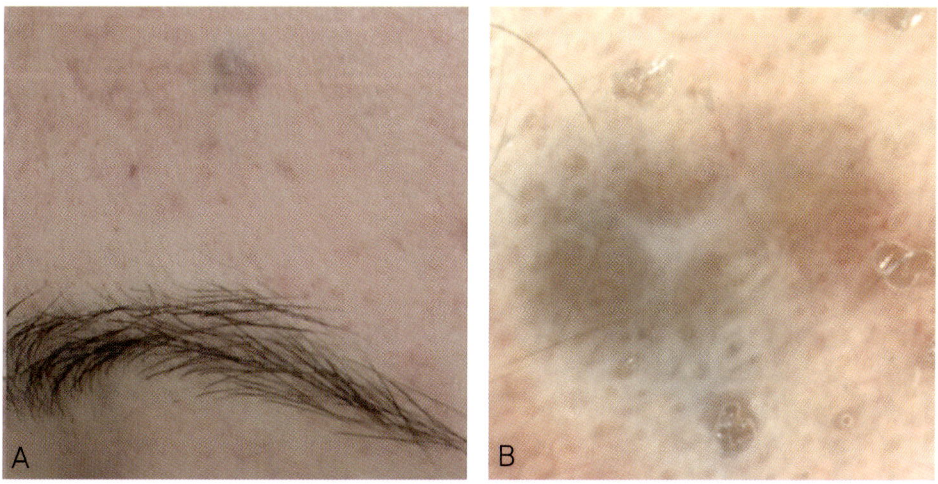

그림 13-1. 금피증, A. 검은 회색의 반점, B. 더모스코피 소견(참고: Fuchs CSK *et al. Lasers Surg Med*. 2020;52(1):13–16.)

1. 문신과 금피증

골드 PTT에 사용하는 골드 마이크로파티클은 빛을 흡수하는 물질이므로 이론적으로 피부에 남아 있는 경우에는 문신이나 금피증을 유발할 수 있다. 그러나 여드름은 모피지선의 질환이고, 피지선은 피부 구조상 내부의 피지와 각질 세포, 노폐물들이 자연적으로 피부 바깥으로 배출되므로 치료시 남은 골드 마이크로파티클은 시간이 지나면서 피부 밖으로 배출된다. 다만 낭포성 여드름과 같이 여드름의 염증이 심한 경우에는 골드 마이크로파티클이 모공 밖으로 나가 문신이나 금피증이 생길 수 있으므로 주의를 요한다(그림 13-1).

2. 레이저 부작용

골드 PTT는 광원으로 레이저나 IPL을 사용하므로 이들 장비에 의한 부작용이 생길 수 있다. 일반적으로 시술 시의 약간의 통증이 있을 수 있고, 시술 직후 홍반, 부종(붓기), 화끈거림이 있을 수 있는데 이는 정상적인 반응으로 수시간~48시간내에 좋아진다. 시술 직후에 홍반이나 붓기는 냉습포가 도움이 된다. 골드 PTT는 5-ALA나 methyl-ALA를 사용하는 광역동치료에 비해 통증이 적지만 통증이 있는 경우에는 진통제가 도움이 된다. 또한 시술 후에 일시적으로 피부가 건조해지거나 가려움증이 생길 수도 있다. 그 외 레이저에 의한 화상, 색소 침착, 흉터 등의 가능성도 있다.

3. 화상

골드 PTT는 골드 마이크로파티클이 레이저에 의해 열이 발생되어 치료 효과를 나타내기 때문에 골드 마이크로파티클이 피부 표면에 남아 있는 상태에서 레이저의 팁이 피부에 닿는 기기를 사용하면 피부 표면의 골드 마이크로파티클에 온도가 올라가 표면에 약간의 미란(erosion)이나 피부 화상이 생길 수 있다(그림 13-2).

이를 예방하기 위해서 시술전에 피부 표면에 남은 골드 마이크로파티클을 잘 제거해 주어야 한다. 골드 PTT후에 진물이나 수포가 생기면 화상의 가능성을 염두해 두고 적절한 드레싱을 통해 흉터나 색소침착으로 이어지는 것을 막아야 한다.

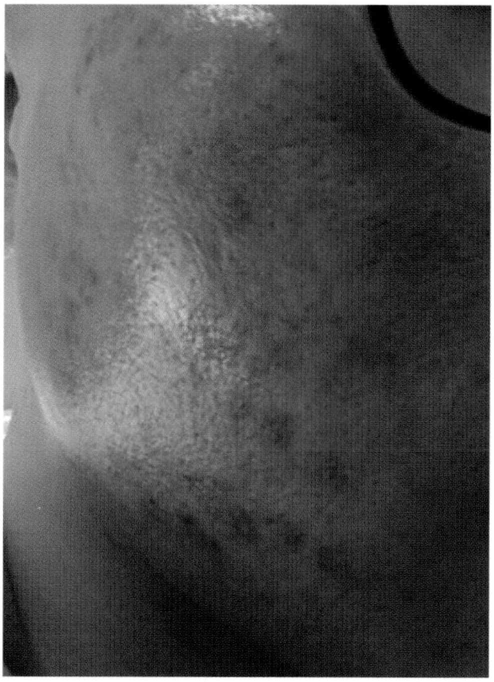

그림 13-2. 피부 표면의 미란 (erosion)

4. 일시적인 제모

골드 PTT에 사용하는 레이저 장비나 IPL은 주로 제모를 목적으로 하는 장비가 많다. 따라서 남자의 수염부위에 사용하는 경우에 파라미터에 따라서 일시적으로 수염이 제모되는 반응이 나타날 수도 있으므로 주의해야 한다.

5. 여드름의 악화

일부 여드름 환자의 경우에 레이저 시술 후에 홍반이나 부종에 의해 모공이 일시적으로 막혀 여드름이 심해지거나 여드름의 염증 반응이 심해지는 경우가 있다. 이를 예방하기 위해 레이저 시술 후에 제스너 용액(Jessner's solution)이나 저농도 TCA 용액(10%)를 발라 스케일링을 해 주는 것이 도움이 된다. 만약 반복적으로 여드름이 재발한다면 예방적인 여드름 항생제 복용도 고려해 볼 수 있다.

14

골드 PTT의 흔한 질문과 답변

Gold PTT FAQ

1) 골드 PTT시술의 가장 큰 장점은?

여드름 치료에 가장 기본이 되는 치료는 약물 치료입니다. 그러나 약을 복용하거나 바르기 힘든 경우에는 뚜렷한 치료법이 없었습니다. 골드 PTT는 약을 먹지 않고 여드름 치료가 가능하고, 치료의 타겟이 만성 여드름의 원인이 되는 피지선에 작용하므로 근본적으로 여드름 발생을 줄여주고, 치료 효과가 오래 간다는 장점이 있습니다.

2) 골드 PTT 시술과 유사한 메커니즘을 가진 시술은?

여드름의 원인이 되는 피지선을 파괴하는 시술은 여러가지가 개발되어 있습니다. 대표적인 방법이 스무스빔과 같은 레이저나 아그네스와 같은 절연침을 이용하는 방법, 써마지와 같이 고주파를 이용한 방법, 광역동치료(PDT) 등이 있습니다. 이들 중에서 광역동치료가 골드 PTT와 유사하게 약물을 도포하고, 피지선으로 침투시킨 후에 레이저나 광선을 이용하여 여드름의 원인이 되는 피지선을 파괴시켜 치료 효과를 나타냅니다.

3) 골드 PTT와 PDT의 차이점은?

골드 PTT와 PDT는 약물을 바르고 레이저나 라이트를 이용하여 치료한다는 점에서는 유사합니다. 그러나 피지선에 작용하는 방식에서 차이가 있습니다. PDT는 광민감제를 피부에 바른 후에 오랜 시간 확산에 의해 광민감제가 피지선에 도달하고, 이어서 조사된 레이저나 라이트에 의해 발생된 활성산소가 피지선과 여드름균을 파괴하여 치료 효과를 나타내는 광화학적인 치료법입니다. 골드 PTT는 골드 마이크로파티클 입자를 초음파영동법을 통해 단시간 내에 모공 속으로 투여하고, 레이저나 라이트를 조사하면 골드 마이크로파티클에서 열이 발생하고, 이 열을 이용하여 피지선을 파괴하거나 여드름균을 죽이는 광물리학적인 치료법입니다.

PDT는 광민감제를 사용하기 때문에 시술 후에 자외선 차단제의 사용이 필요하고, 모공뿐만 아니라 표피와 진피에 전체적으로 작용하기 때문에 시술 후에 이차적인 색소침착이 생기는 단점이 있고 시술 시간이 PTT에 비해 오래 걸립니다.

골드 PTT는 PDT와는 달리 광과민물질을 사용하지 않기 때문에 시술 후에 자외선 차단이 필요하지 않고, 피부가 검게 변하는 태닝의 부작용도 없습니다. 또한 초음파영동법을 사용하므로 시술시간을 단축시킬 수 있고, 여드름 치료뿐만 아니라 부차적으로 모공 축소, 피부 재생, 피부 리쥬베네이션의 효과도 얻을 수 있습니다.

4) 골드 PTT 여드름 치료는 IPL(Intense Pulsed Light) 치료나 레이저 치료와 어떻게 다릅니까?

IPL이나 레이저는 피부 전체에 비선택적으로 열에너지를 주어 치료하는 반면 골드 PTT는 여드름과 연관이 있는 피지선만에 선택적으로 열에너지를 주어 치료합니다. 이런 피지선에 대한 선택성이 여드름 병변을 감소시키는 것이 임상적으로 입증되었습니다.

5) 여드름에 IPL 또는 레이저 치료를 시도했지만 효과가 없었습니까? 골드 PTT 여드름 치료법이 이들과 다른 이유는 무엇입니까?

골드 마이크로파티클을 모공 속의 피지선에 위치한 후에 레이저를 사용하여 치료하므로 여드름의 원인이 되는 피지선과 모공에만 높은 열에너지를 주어 선택적으로 치료할 수 있습니다. IPL이나 일반적인 레이저만으로는 피지선만 선택적으로 치료할 수 없기 때문에 여드름에 대한 치료효과가 차이가 납니다.

6) IPL을 사용하여 골드 PTT 여드름 치료를 할 수 있습니까?

IPL은 레이저와 달리 다양한 영역대의 파장의 빛이 나오고, IPL기기별로 파장과 에너지, 냉각이 다르므로 골드 PTT에 사용하기 위해서는 기기별로 별도의 파라미터 조정이 필요합니다.

7) 1064nm 파장의 레이저로 시술이 가능합니까?

골드는 700nm 이상의 파장에서 모두 흡광도를 가지기 때문에 1064nm 파장의 레이저도 사용 가능합니다. 다만 808nm 파장에서 흡광도가 가장 높으므로 808nm 다이오드 레이저를 사용하는 경우에 가장 큰 효과를 얻을 수 있습니다. 다른 파장을 사용하는 경우에는 레이저에 따라 시술 파라미터의 조절이 필요할 수 있습니다.

8) 일반적으로 골드 PTT에 많이 사용되는 장비는 무엇인가요?

골드 PTT에 많이 사용되는 장비는 제모에 사용되는 레이저입니다. 대표적인 장비의 파라미터는 아래와 같습니다.

- 파장 : 1064nm
- Fluence : 20-35 J/cm^2
- 펄스 지속 시간 : 30ms
- 스팟 크기 : 5-15mm
- 냉각 : 레이저에 장착된 냉각 장비 또는 에어 쿨링 장비(Zimmer cooler)

9) 얼굴에 사용하는 골드 마이크로파티클의 양은 얼마입니까?

골드 마이크로파티클은 한 앰플이 3.5ml이고, 얼굴 전체에 1회 사용하도록 개발되어 있습니다.

10) 1개 앰플은 얼굴 부위별로 나누어 사용해도 됩니까?

여드름은 특정한 부위에만 나기도 하지만 일반적으로 얼굴의 다양한 부위에서 나는 경우가 많습니다. 이런 이유로 한 개의 앰플로 얼굴 전체에 사용하시는 것이 바람직합니다. 다만 의료진의 판단에 따라 나누어 사용도 가능합니다. 다만, 한번 개봉한 것은 가능한 빠른 시간내에 사용해야 적절한 효과를 기대할 수 있습니다.

11) 여드름 있는 부위만 사용해도 됩니까?

여드름이 있는 부위에만 사용해도 여드름의 개선 효과를 기대할 수 있습니다. 다만 얼굴에 넓게 분포된 모공과 피지선에서 언제든지 여드름이 생길 수 있으므로, 여드름의 재발 억제 효과를 기대하기 위해서는 얼굴 전체에 사용하는 것이 바람직합니다.

12) 골드 마이크로파티클은 어떻게 모공 속으로 침투시키나요?

골드 마이크로파티클은 모공 속에 충분히 침투시키기 위해서는 피부에 도포한 후에 초음파기기와 함께 사용하는 것이 권장됩니다. 피부에 용액을 도포한 후에 초음파영동기를 사용하여 러빙으로 모공 속으로 침투시켜야 하고 한 번만 바르는 것이 아니라 10분 이상 동안 계속해서 도포와 초음파 러빙을 반복해야 충분한 효과를 거둘 수 있습니다.

13) 골드 PTT 시에 열이 발생하는 이유는?

골드 마이크로파티클의 광열 변환은 플라즈몬 공명 (plasmon resonance) 작용 때문입니다. 금 표면 전도 전자들이 동위상 이중극자 진동(in phase dipole oscillation)을 하고, 그 진동으로 골드 주위에 강력한 전자기장이 형성되고, 그에 따라 흡수나 산란과 같은 모든 복사성 특성이 증진되는 요인과 전자끼리 충돌되는 비복사기전을 통해 흡수된 빛이 열로 변환됩니다.

14) 나의 여드름이 골드 PTT 치료에 적합한가요?

골드 PTT는 여드름 치료를 위해 개발된 방법입니다. 본인의 여드름이 골드 PTT를 고려해 볼 수 있습니다. 다만 본인의 여드름이 골드 PTT에 적합한지 여부는 여드름을 전문적으로 치료하는 피부과 전문의의 진찰과 환자의 피부 상태, 여드름의 중증도에 따라 결정되므로 골드 PTT를 시술 하는 피부과로 문의한 후에 치료를 결정하는 것이 바람직합니다.

15) 여드름이 지금 염증은 없지만 자꾸 재발합니다. 제 피부에 골드 PTT가 적합한 치료인가요?

네. 골드 PTT는 여드름의 원인이 되는 피지를 과다하게 분비하는 피지선을 목표로 치료합니다. 따라서 재발성 여드름의 경우에는 적합한 치료입니다.

16) 성인인데 여드름이 날 수 있나요?

네. 여드름은 사춘기때 많이 생기는 것으로 알려져 있지만 성인에서도 생길 수 있고 최근에서는 25세 이상의 성인에서 나는 여드름도 증가 추세에 있습니다.

17) 골드 PTT의 치료 비용은 얼마입니까?

골드 PTT의 치료 비용은 병원에 따라 다릅니다. 따라서 골드 PTT를 시술하는 피부과에 문의해보는 것이 좋습니다.

18) 골드 PTT 치료가 건강 보험에 해당 합니까?

골드 PTT는 현재 건강 보험이 적용되지 않습니다.

19) 현재 여드름 치료를 위해 처방약을 사용하고 있다면 골드 PTT 여드름 치료 후에도 계속 사용할 수 있습니까?

골드 PTT는 여드름 처방약을 복용하는 환자에게 금기 사항이 아닙니다. 더 자세한 주치의와 상의하십시오.

20) 현재 여드름 때문에 피부과 전문의에게 골드 PTT가 아닌 다른 치료를 받고 있습니다. 저도 골드 PTT로 치료 받을 수 있나요?

여드름은 환자의 피부 상태나 여드름의 중증도, 라이프 스타일 등에 따라 다양한 방법으로 치료합니다. 현재 골드 PTT가 아닌 다른 치료를 받는 경우에도 골드 PTT 치료가 여드름의 원인인 피지선을 타겟으로 치료하기 때문에 다른 치료와 병행 또는 보조적으로 사용이 가능합니다. 따라서 현재 치료효과가 적거나, 여드름의 재발을 줄이고자 하는 경우, 또한 매일 약물 치료가 어려운 경우에 골드 PTT를 고려해 보시기 바랍니다.

21) 현재 여드름 치료를 위해 이소트레티노인이라는 약물을 복용하고 있습니다. 이런 경우에도 여드름 치료를 위해 골드 PTT를 받을 수 있을까요?

일반적으로 이소트레티노인 약물 치료 중에도 골드 PTT를 시술 받을 수 있습니다. 다만 환자에 피부 상태에 따라 가장 적합한 치료 계획을 세우기 위해서는 주치의인 피부과 전문의와 상의하시기 바랍니다.

22) 골드 PTT 여드름 치료 후에 이소트레티노인을 중단해야 합니까?

골드 PTT 후에도 약물 치료는 계속 할 수 있습니다. 다만 여드름의 개선

정도와 치료 플랜에 따라 달라질 수 있으므로 담당 의사와 상담하십시오.

23) 최근에 페이셜 트리트먼트 (레이저, 필링, 각질 제거)를 받았습니다. 골드 PTT는 언제부터 시작할 수 있나요?

치료에 대한 개개인의 피부 반응은 다르므로 일률적으로 이야기 드리기는 힘듭니다. 우선 담당 의사는 치료에 대한 피부 반응을 평가하고, 골드 PTT 여드름 치료를 시작하기에 적절한 시기를 결정할 것입니다.

24) 골드 PTT 여드름 치료 전후에 햇볕을 피해야합니까? 선탠은 가능한가요?

골드는 자외선과 반응하지는 않습니다. 따라서 광역동치료(PDT)과는 달리 시술 후에 48시간동안 특별한 자외선 차단이 꼭 필요하지는 않습니다. 다만, 다른 레이저 시술과 마찬가지로 시술 후에 부작용을 줄이기 위해서는 햇빛에 노출을 줄이고 자외선 차단제를 사용하는 것이 바람직 합니다. 그리고 일반적으로 선탠을 한 피부는 레이저 치료시에 부작용이 생길 가능성이 높기 때문에 시술 전후에는 선탠을 피하는 것이 좋습니다.

25) 골드 PTT를 이용한 여드름 치료에 대한 금기 사항이 있습니까?

골드 용액에는 금(gold), 에탄올, 디 이소프로필 아디페이트, 폴리 소르베이트 80, 폴리에틸렌 글리콜 (PEG)이 함유되어 있으므로 이들 물질에 대한 알레르기 또는 민감성을 가진 피부인 경우에는 사용하지 말아야 합니다. 그 외 레이저 치료에 대한 금기인 경우도 시술 받으면 안됩니다.

제품 및 절차

26) 골드 PTT의 시술은 어떤 과정으로 진행되나요?

골드 PTT는 약 30-45 분 정도 걸립니다. 시술은 아래와 같이 진행됩니다.

· 세안이나 클렌징
· 초음파 마사지를 통해 골드 마이크로파티클을 모공 속으로 주입
· 피부 표면에 남은 골드 마이크로파티클 제거
· 레이저 치료
· 진정 치료

27) 골드 PTT의 스케줄을 어떻게 되나요?

골드 PTT는 1-2주일에 1번씩 총 3-5회가 권장됩니다. 다만 환자의 피부 상태, 여드름의 정도, 치료 경과에 따라 시술 횟수와 간격은 달라질 수 있습니다.

28) 골드 PTT 여드름 치료가 저의 휴가 스케줄과 겹칩니다. 치료 간격을 2주 이상 길게 하거나 1주보다 짧게 시술 받아도 되나요?

골드 PTT는 치료 스케줄에 맞게 받는 것이 바람직합니다. 일정 조절이 필요한 경우에는 담당 의사와 상의하시기 바랍니다.

29) 골드 PTT 치료 중에는 어떤 스킨 제품을 사용해야합니까?

일반적으로 저자극성 클렌저, 보습제 및 자외선 차단제를 매일 사용하는 것이 바람직합니다. 더 자세한 제품 상담은 담당 의료진과 상의하시기 바랍니다.

30) 골드 솔루션이 금색이 아닌 검은 색입니까?

우리의 눈이 인지하는 색은 표면에서 반사되는 빛 때문입니다. 모든 빛이 반사되면 흰색이 인식되고, 빛이 반사되지 않으면 검은 색으로 보입니다. 골드 마이크로파티클은 빛을 반사하지 않고 흡수하므로 빛을 열로 변환하는데 매우 효과적입니다. 골드 미립자 용액은 대부분의 빛이 흡수되고 매우 적은 빛이 반사되기 때문에 검은 색으로 나타납니다. 골드 마이크로파티클은 실제로 원소인 금으로 만들어지지만 크기와 모양으로 인해

용액이 빛을 흡수하기 때문에 검은 색으로 나타납니다.

31) 골드 마이크로파티클이 내 피부나 몸에 남아 있을까요?

전임상 연구에 따르면 치료 약 4주 후에 피부(모공과 땀샘)에서 골드 마이크로파티클이 검출되지 않는 것으로 나타났습니다.

32) 골드는 피부에 흡수됩니까?

아니요. 골드 마이크로파티클은 피부를 통과하여 전신적으로 흡수되지 않습니다. 단지 모공 속에만 모여 있습니다. 골드 마이크로파티클이 피부를 통해 흡수되기 위해서는 파티클 크기가 40nm 이하여야 하지만 골드 마이크로파티클의 크기는 120-150nm 정도이므로 피부를 통과 할 수 없습니다. 또한 동물 실험에서 시술 한달 후에는 완전히 체외로 배출되는 것으로 보고되었습니다.

참고 문헌

1. Journal of Investigative Dermatology (2015), Volume 135P1727-1734 "Acne Treatment Based on Selective Photothermolysis of Sebaceous Follicles with Topically Delivered Light-Absorbing Gold Microparticles"
2. Ultrasonic delivery of silica - gold nanoshells for photothermolysis of sebaceous glands in humans: Nanotechnology from the bench to clinic "Ultrasonic delivery of silica - gold nanoshells for photothermolysis of sebaceous glands in humans: Nanotechnology from the bench to clinic

33) 모공에 있는 골드는 어떻게 배출됩니까?

모공은 피부 속으로 긴 화병처럼 생긴 구조물로 피지선에서 만들어진 피지나 각질세포, 노폐물은 모공을 통해 피부 바깥으로 배출되도록 프로그램 되어 있습니다. 따라서 초음파로 이용해 모공속에 넣은 골드 마이크로파티클은 치료 후에 자연스럽게 피지, 각질, 노폐물 등과 같이 피부 밖으로 배출됩니다.

34) 골드 PTT 여드름 치료는 다른 치료 보다 비싼 것 같습니다. 그런데 왜 골드 PTT 치료를 받아야 합니까?

골드 PTT는 피부에 국한된 치료로 전신적인 부작용이 없습니다. 골드 PTT 여드름 치료는 매일 약을 먹거나 바를 필요가 없습니다. 특히 여드름을 약물 치료하기 어려운 환자에게 적합합니다. 그리고 골드 마이크로 파티클은 안전하고, 내약성이 우수합니다. 한번의 치료 비용은 비쌀 수 있지만 전체 여드름의 치료 경과에 사용되는 다른 치료와 비교하면 적절하게 비용이 책정되어 있습니다.

치료 결과

35) 여드름에 대한 골드 PTT의 치료 효과는 어떻게 되나요?

여드름에 대한 골드 PTT의 치료 효과는 3개월에 약 65%, 6개월에 74%, 12 개월에 85%, 24개월에 92% 여드름이 개선된다고 알려져 있습니다.
참고 1. Haedersdal, *et. al.* IMCAS 2019; January 2019,
참고 2. Waibel, *et. al.* Data from a non-randomized European registry study at ASDS 2019)

36) 골드 PTT 1회 시술 후 환자가 느끼는 가장 큰 시술 효과는?

골드 PTT를 1회 시술 후에 환자가 가장 흔히 느끼는 효과는 여드름의 감소입니다. 다만 환자에 따라 치료효과의 차이가 있을 수 있고, 충분한 효과를 위해서는 3회 이상의 치료가 필요합니다. 또한 1회 보다 3회 이상의 시술 후에 여드름의 개선의 효과가 장기적으로 지속됩니다.

37) 골드 PTT의 여드름 치료 결과는 언제 볼 수 있나요?

임상 연구에서 환자는 마지막 치료 후 약 6주 후에 여드름이 개선된 것으로 나타났습니다. 다만 환자에 따라서는 한번의 시술로도 여드름이 개선되는 경우도 많습니다.

38) 골드 PTT를 3회 시술 후에 치료효과는 얼마나 오래 지속됩니까?

골드 PTT를 3회 시술 후에 치료효과는 개인에 따른 차이가 있을 수 있지만 Paithankar 등의 연구에서는 골드 PTT 후에 28주 동안 연구한 결과, 치료 후에 여드름 환자는 평균 3개월에 최초 병변대비 34% 개선되고, 7개월에 61% 개선되었습니다.

참고 문헌

1. Paithankar *et al.* 2015. Acne Treatment Based on Selective Photo-thermolysis of Sebaceous Follicles with Topically Delivered Light-Absorbing Gold Microparticles. *J Invest Dermatol*. 2015 Jul;135(7):1727-1734.

39) 골드 PTT 여드름 치료를 반복해서 받을 수 있나요?

골드 PTT의 여드름 치료 프로그램이 끝난 후에도 재 치료를 받을 수 있습니다. 다만 첫번째 치료프로그램의 효과를 검증하기 위해서 피부가 재생되고 혹시 모르게 모공속에 남아 있는 골드 파티클이 완전히 제거된 후에 재치료를 하기 위해 마지막 시술 후 30일 이후에 재치료를 하는 경우가 많습니다.

40) 시술 후 나타나는 피부에 나타나는 현상은 어떤 것이 있나요?

시술 후에는 피부에 가벼운 홍반(BB크림으로 커버 가능함)과 열감이 동반될 수 있지만 일상생활에 큰 지장을 줄 정도는 아니고, 대부분 24-48시간내에 사라집니다. 그리고 약간의 피부 건조감이 들 수 있고 이 경우에는 보습제의 사용이 도움이 됩니다. 또, 일시적으로 모공 수위의 부종이나 피지선의 파괴에 의한 여드름의 일시적인 악화가 있을 수 있습니다.

안전

41) 골드 PTT의 부작용은 무엇입니까?

골드 PTT는 레이저를 사용하므로 시술 후에 일시적인 부작용이 있을 수 있습니다. 이런 부작용은 치료 후 수일 이내에 좋아집니다. 가능한 부작용은 아래와 같습니다.

- 발적, 붓기 또는 약한 멍
- 따가움, 불편감, 가벼운 통증
- 삼출물 (진물), 출혈, 딱지
- 피부 건조 또는 가려움증
- 여드름 악화
- 치료 부위의 일시적인 탈모
- 치료 부위에 통증이나 불편감, 화상, 따끔거림, 피부 발진 또는 두드러기

그 외에 드물지만 다음과 같은 부작용도 생길 수 있습니다.

- 피부색 변화 (밝거나 어두워짐)
- 치료 부위의 영구 탈모
- 치료 부위의 피부 궤양
- 수포
- 모발 성장 증가

42) 골드 PTT 여드름 치료로 인한 전신 부작용이 있습니까?

전임상 테스트에서 골드 마이크로파티클이 다른 장기에서 검출되지는 않았습니다. 골드 마이크로파티클의 안전성을 조사하는 임상 연구에서는 골드 PTT와 연관된 전신 부작용은 보고되지 않았습니다.

43) 시술에는 제모 레이저가 되는 경우도 있는데 얼굴 털이 제모될 위험성은 있습니까?

현재까지 골드 PTT 후에 일시적인 일시적인 탈모는 생길 수 있는 것으로

알려져 있습니다. 남성의 수염 부위와 같이 얼굴 털이 많이 난 부위는 시술시에 주의를 요합니다.

44) 골드 PTT 시술이 통증이 있나요?

사람마다 통증에 대한 민감도는 다르지만, 대부분의 사람들은 바늘로 약간 찌르는 느낌이나 작은 고무밴드를 피부에 튕기는 정도의 통증이라고 합니다. 한 연구에 따르면 평균 통증 점수는 0-10 (0은 통증이 없는 상태이고 10이 가장 통증이 심한 상태)의 척도에서 3-4 사이이라고 합니다. 일반적으로 마취는 필요가 없지만 통증에 예민한 환자의 경우에는 에어쿨링, 냉각 장치, 연고 마취가 도움이 되는 경우도 있습니다.

45) 시술 후에 회복 시간은 얼마입니까?

치료 후 피부가 약간 붉게 보일 수 있습니다. 이것은 몇 시간에서 하루나 이틀정도 지속됩니다. 환자는 시술 직후부터 바로 일이나 일상적인 생활을 다시 시작할 수 있습니다.

15

모공 치료

Enlarged Skin Pore Treatment

피부미용에 대한 관심이 높아지면서 기존에 관심을 받았던 주름, 미백, 탄력, 피부건조 이외에도 모공 축소와 피지 조절에 대한 관심이 높아지고 있다. 확장된 모공에 대한 이 등의 연구에 따르면 256명의 성인여성을 대상으로 한 설문조사에서 응답자의 72%가 모공이 커져 있다고 답했고, 55%에서는 팩 등을 이용한 모공관리를 받아본 경험이 있다고 답했다. 또한 이중 77%에서 치료의사가 있다고 답한 것으로 미루어 보아 많은 사람들이 모공에 대한 고민을 하고 모공 치료에 대한 큰 기대와 의지가 있는 것으로 보인다.

1. 모공의 정의와 구조

모공은 흔히 털피지샘단위 개구부의 확장으로 인해 보이게 되는 피부표면의 특징을 뜻하는 단어로 사용되며 해부학적으로는 털과 피지샘 그리고 아포크린 샘의 개구부를 뜻한다(그림 15-1). 모공은 고정된 형태가 아닌 다양한 형태를 나타내지만 주로 깔때기 형태를 보이며 비어 있거나 혹은 원통형태의 각화된 면포로 차 있는 구조를 이루고 있다. 생리적으로 일반인의 대부분은 눈에 보이는 정도 크기의 비어 있는 깔때기 형태의 모공을 가지고 있으며 이러한 구조는 주로 가슴 부위에서 관찰된다. 내부가 면포로 채워져 있는 구조의 모공은 주로 얼굴 부위, 특히 코나 볼 부위에서 관찰될 수 있다(그림 15-2).

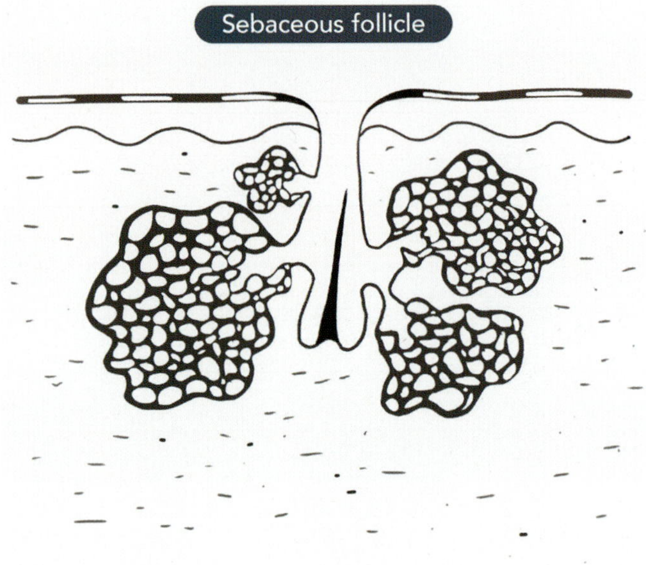

그림 15-1. Sebaceous follicle 모식도

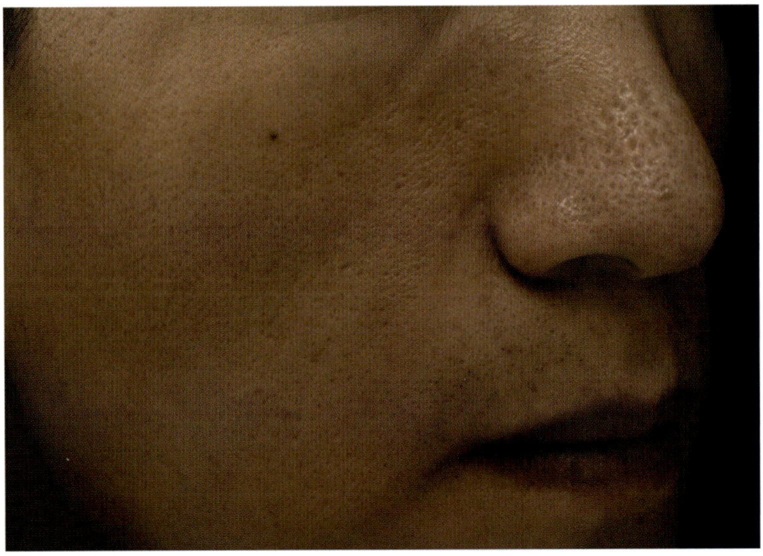

그림 15-2. 넓은 모공

2. 넓은 모공

모공의 크기가 작은 경우에는 미용적인 문제가 없지만 모공의 크기가 커지는 경우에는 눈에 띄어 미용적인 문제를 유발한다. 한 문헌에서는 0.02 mm^2 이상 넓은 경우에 넓은 모공으로 정의하기도 하고, 다른 문헌에서는 Robo Skin Analyzer CS50(NIIC, Tokyo, Japan)을 이용하여 분석한 결과 "visible skin pores" (0.1–0.6 mm^2), "enlarged skin pores" (0.3–0.6mm^2), "blackhead embedded skin pores" 의 3가지로 나누었다.(그림 15-3)

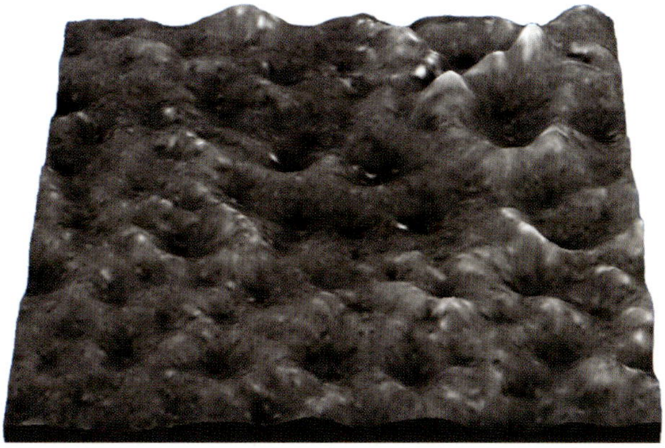

그림 15-3. 모공의 3차원 구조

3. 모공 확장의 원인

모공이 확장되는 것은 다양한 요소들에 의해 넓어져 나타날 수 있으며 크게 내부적 요인과 외부적 요인으로 나눌 수 있다. 내부적 요인으로는 유전적인 소인, 노화, 성별에 따라 나타나는 이차적인 개개인의 호르몬 변화, 과다한 피지 분비, 여드름, 흉터 등을 들 수 있다. 외부적 요인으로는 만성적으로 자외선에 노출되거나 피부 자극제 또는 잘못된 화장품의 사용, 모공 속의 노폐물 등이 있다. 노 등은 60명을 대상으로 한 연구에서 모공 크기의 증가가 피지 분비의 증가와 상관 관계, 남성보다는 여성, 나이와 역상관 관계이 있다고 보고하였고 여드름과는 큰 연관성이 없다고 보고하였다. 반면 김 등의 연구에서는 모공이 확장이 여성보다는 남성과 연관되어 있고 나이와는 연관성이 없으며, 피지 분비와는 상관관계, 피부탄력과는 역상관 관계가 있으며, 여드름의 중증도와는 무관한 것으로 보고하였다.

모공의 크기는 고정되어 있지 않기 때문에 이러한 내, 외부적 요인들에 의해 다양한 크기를 가지게 되며 이로 인해 확장된 모공이 나타나게 된다.

4. 넓은 모공의 분류와 치료법

모공을 주소로 내원한 환자 92명을 대상으로 문진과 사진 촬영 후 후향적 연구를 통해 분석한 결과 크게 5가지의 카테고리로 나눌 수 있었다.(표 15-1)

표 15-1. 넓은 모공의 원인에 따른 분류 (2012년, 연세스타 피부과에 모공을 주소로 내원한 환자 92명을 대상으로 한 연구 결과)

넓은 모공의 분류
A. 일반형 (각질형)
B. 피지형
C. 모발형
D. 염증형
E. 노화형

1) 일반형

피부를 확대해서 관찰한 경우에 모공이 원형으로 보이며 모공내에는 각질이 쌓여 있는 형태이다 (그림 15-4). 이는 모공주위의 피부의 dermal papilla가 증가되므로서 모공이 넓어지는 것으로 확대경으로 보면 전체적인 피부 표면이 산과 계곡모양으로 나타나게 된다. 일반형의 경우에 모공 속에 각질과 피지분비물이 많이 쌓여 있으므로 효과적으로 각질과 노폐물을 제거해야 한다. 치료를 위해서 얕은 층의 화학 박피인 스케일링이나 미세박피

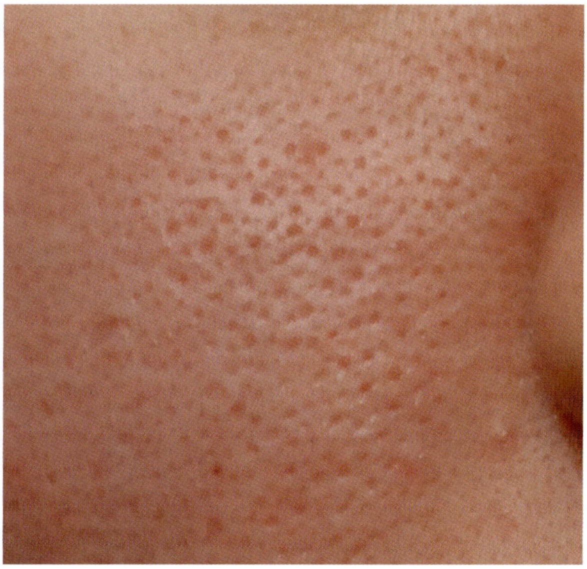

그림 15-4. 일반형 넓은 모공

술, 소프트 레이저 필이 도움이 되고, 모공 속의 피지나 블랙헤드를 석션으로 제거하는 PPX, Isolaz, 미라클리어, 테라클리어와 같은 기기도 사용된다(표 15-2, 그림 15-5).

표 15-2. 일반형 넓은 모공의 치료법
A. 클렌징: 살리실산이 들어간 클렌저나 클라리소닉
B. 화장품 1. 알코올 성분이 들어간 것: 토너 2. AHA, BHA : glycolic and salicylic acid 3. 메이크업 제품들: Cliniques pore-minimizer
C. Retinoids: Tretinoin, Differin, Tazarac, Retinol
D. Superficial chemical peels: 피부 스케일링
E. Microdermabrasion
F. PPX: suction+IPL
G. Micro laser peel
H. Softpeel laser
I. TCA CROSS

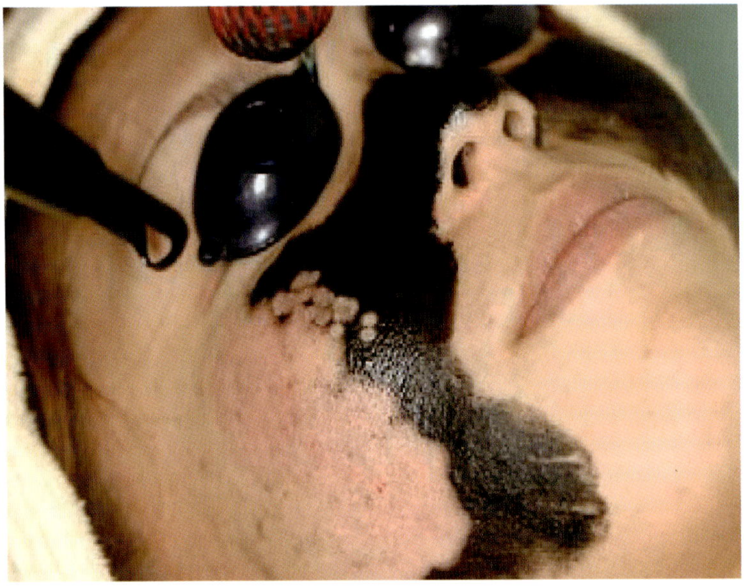

그림 15-5. 소프트 레이저 필 (스펙트라필, 할리우드필)

2) 피지형

모공확장이 피지선에서 피지의 증가와 동반되어 있는 경우이다. 임상적으로는 얼굴 중심부의 나비모양 부근에 모공이 넓어지고, 피지의 분비가 많으면서 얼굴의 톤이 전체적으로 검붉은 색을 띠는 것이 특징이다(그림 15-6). 과거에는 이런 경우에 seborrhea(oily skin)이라는 표현을 사용하였고 좀

표 15-3. 피지형 넓은 모공의 치료법
A. Isotretinoin
B. 1064nm Nd:YAG laser
C. 1450nm diode laser: Smoothbeam laser
D. PDT
E. 골드 PTT
F. Microneedle RF machine
A. Intracel/Potenza (Jeysis)
B. Scalet/Sylfirm (Viol)
C. Infini/Genius (Lutronic)

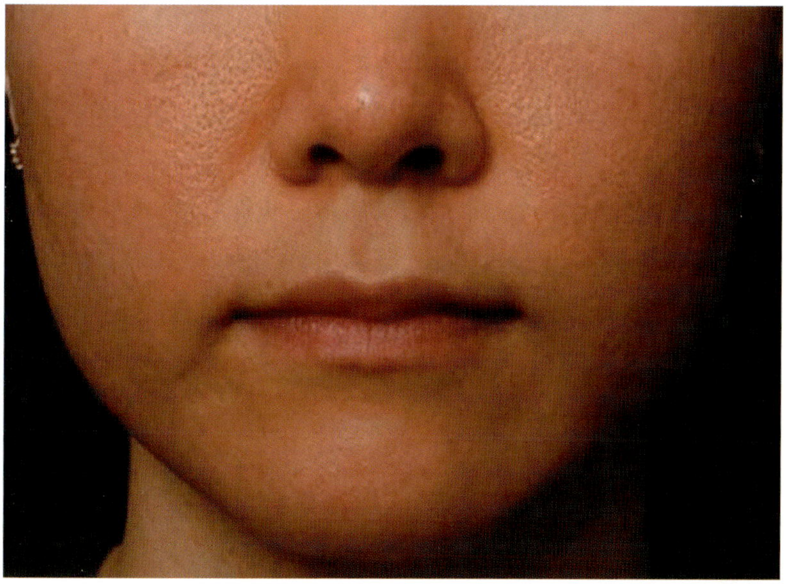

그림 15-6. 피지형 넓은 모공

더 진행되는 경우에는 지루피부염의 형태로 나타나기도 한다. 피지형은 피지 분비를 줄이기 위해 isotretinoin과 같은 약물을 저용량 복용하거나 피지선을 타겟으로 하는 레이저나 고주파 기기, 광역동치료, 광열요법 등이 도움이 된다. 다만 피지선은 재생이 빠른 조직이므로 장기간의 반복치료가 필요하다(표 15-3).

3) 모발형

모발형은 모공이 다른 타입에 비해 넓어져 있지는 않지만 가는 솜털형태의 모발에 의해 모공이 눈에 띄는 타입이다. 임상적으로는 얼굴의 옆쪽에 가는 솜털이 많이 나 있으며 코나 코주위에도 모공이 균일하게 많고, 모공이 검은 점의 형태를 보인다(그림 15-7). 모발형의 치료는 가는 모발을 효과적으로 제거하기 위해 제모레이저나 IPL을 이용하는 경우가 많다. 몸의 다른 부위에 비해 털이 가늘기 때문에 반복치료가 필요하다(표 15-4).

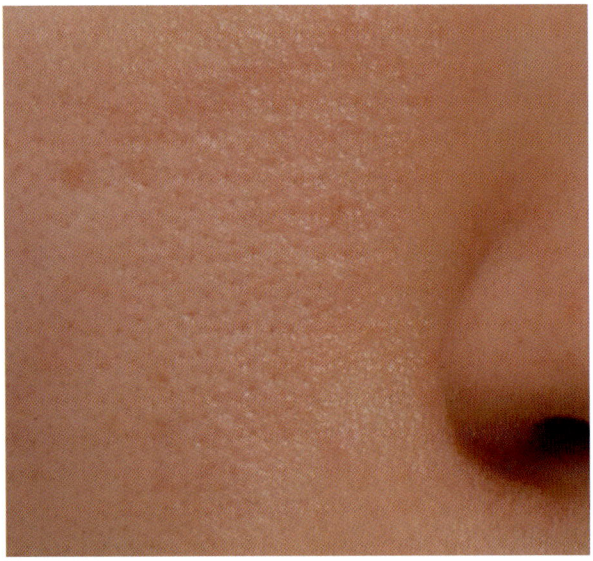

그림 15-7. 모발형 넓은 모공

표 15-4. 모발형 넓은 모공의 치료법
A. 제모레이저
B. IPL

4) 염증형

여드름이나 피부의 염증이 있으면서 모공이 넓어 보이는 타입이다. 과도한 세안제의 사용이나 지성 피부, 여드름과 같은 염증성 질환에서 볼 수 있지만 다른 타입과 구별이 힘든 경우도 많다. 염증형의 경우에는 여드름이나 염증성 피부질환과 동반된 경우가 많기 때문에 과도한 세안제의 사용은 피하고, 적절한 보습제와 화장품의 사용으로 피부장벽을 회복시켜야 한다.

5) 탄력감소형

나이가 들면서 피부에는 여러 가지 변화가 일어난다. 대표적인 것이 주름이나 색소침착이지만 탄력도 떨어지고 모공도 넓어지는 경우가 많다(그림 15-8). 넓은 모공의 탄력감소형 타입은 나이가 들면서 피부의 탄력이 감소

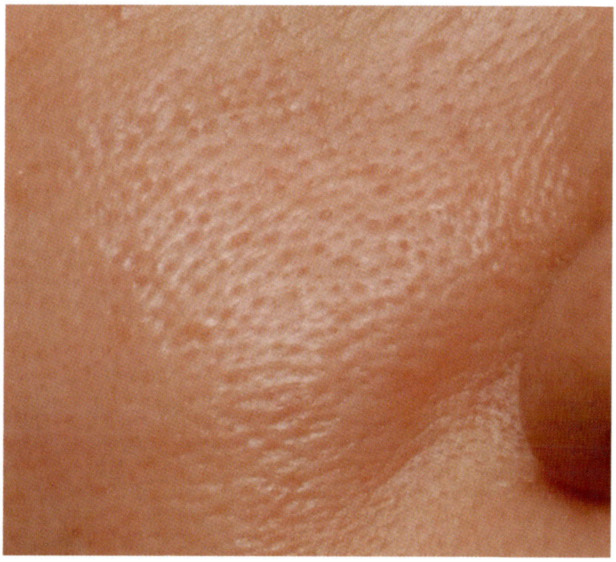

그림 15-8. 탄력감소형 넓은 모공

하고 피지선이 커지면서 생기는 타입으로 생각된다. 임상적으로는 중년의 여성에게 많이 나타나면 모공의 모양이 타원형을 띤다. 특히 팔자 주름 위쪽에 모공에서는 타원의 장축이 skin tension line과 일치하는 형태를 보인다. 피부의 탄력이 감소되어 생기는 모공은 화학 박피술, 레이저 치료가 과거부터 많이 사용되었고 근래에는 고주파치료, 초음파치료, 프락셔널 레이저와 같은 방법이 개발되어 일상생활에 지장을 최소화하면서 모공과 피부를 개선시킨다(표 15-5).

표 15-5. 모발형 넓은 모공의 치료법
A. Intradermal Botox
B. Medium depth chemical peels
C. Laser
A. NAR(nonablative rejuvenation)
i. Laser Genesis
B. Nonablative / ablative fractional laser
C. Laser resurfacing
D. RF device: Intracel, Thermage
E. HIFU: Ulthera
F. Thread lifting

5. 복합 치료법

모공이 넓어지는 것은 체질이나, 피부 타입, 생리적인 경우가 많다. 이 때문에 넓은 모공은 치료가 까다롭고 오랜 시간을 요하는 경우가 많다. 또한 모공의 형태와 정도가 개개인에 따라 다르고 모공이 넓어지는 원인도 한 가지 원인보다 여러 가지 원인이 복합적으로 작용하는 경우가 많아서 하나의 접근법보다는 여러 각도에서 접근하는 것이 치료 효과를 높이는데 도움이 된다.

6. 골드 PTT 모공 치료법

모공은 다양한 원인에 의해 넓어지게 된다. 골드 PTT는 넓은 모공의 원인이 되는 다양한 요소에 작용하여 모공을 축소시킨다. 특히 골드 마이크로파티클을 모공 속으로 깊게 투여한 후에 외부에서 레이저를 조사하여 치료하기 때문에 피부 속의 깊은 곳에서 넓은 모공의 원인이 되는 다양한 요소에 직접적으로 작용할 수 있다. 특히 골드 PTT는 피지선과 모발에 직접 작용하여 피지 감소와 제모를 통해 넓은 모공을 개선한다. 그 외 모공 주위의 진피에 있는 섬유모세포에도 작용하여 새로운 콜라겐 합성하고, 이를 통해 피부 노화에 의해 넓어진 모공도 개선이 가능하다.

참고 문헌

1. Lee SJ, Seok J, Jeong SY, Park KY, Li K, Seo SJ. Facial Pores: Definition, Causes, and Treatment Options. Dermatol Surg. 2016;42(3):277-85
2. Sugiyama-Nakagiri Y, Sugata K, Iwamura M, Ohuchi A, et al. Agerelated changes in the epidermal architecture around facial pores. J Dermatol Sci 2008;50:151-4.
3. Keiichi S, Takafumi N, Takashi K, Yoshinori T. Confocal laser microscopic imaging of conspicuous facial pores in vivo: relation between the appearance and the internal structure of skin. Skin Res Technol 2008;14:208-12.
4. Roh M, Han M, Kim D, Chung K. Sebum output as a factor contributing to the size of facial Pores. Br J Dermatol 2006;155: 890-4.
5. Kim BY, Choi JW, Park KC, Youn SW. Sebum, acne, skin elasticity, and gender difference - which is the major influencing factor for facial pores? Skin Res Technol 2013;19:e45-53.

16

피부 노화 치료

Skin Aging Treatment

성균관의대 강북삼성병원 피부과
최영준

노화 (Aging)는 인체의 여러 체계들의 점진적인 악화와 생리적인 비축 (reserve)의 감소를 특징으로 하는 불가피하고 역동적인 생물학적 과정으로 정의된다. 피부의 노화 (Skin aging)는 내인성 피부 노화와 외인성 피부 노화로 분류되는데, 내인성 피부 노화는 유전적, 호르몬적 요소에 의해 영향을 받으며 시간에 따라 불가피하게 일어나는 생리적 변화들이며, 외인성 피부 노화는 자외선과 같은 환경적 요소의 노출에 의해 발생하여 예방 또는 치료가 가능한 구조적, 기능적 변화이다.[1] 내인성 피부 노화의 대표적인 예로 피부 건조증이 있고, 외인성 피부 노화는 피지샘 증식증 및 다양한 형태의 광노화 (dermatoheliosis)를 예로 들 수 있다. 따라서 레이저를 포함한 여러 광원들을 이용한 최근의 미용치료는 이러한 외인성 피부 노화의 개선에 초점이 맞춰진다.

피부 노화의 치료법들 중 레이저를 이용한 광회춘술 (photorejuvenation)은 색소침착과 혈관확장증을 개선하는 1형 광회춘술과 피부 처짐과 주름을 개선하는 2형 광회춘술로 나눌 수 있다. 전통적으로는 화학적 박피술, 미세 박피술 및 침습적 피부 박피술 (ablative skin resurfacing)을 이용하여 광노화 피부를 치료하였으나, 시술 후 회복이 길고 한국인에게는 홍반, 색소침착, 흉터 등의 합병증이 흔해 사용이 제한적이다.[2] 이런 이유로 최근에는 회복기간이 짧고, 부작용이 적은 비침습적 피부재생 (nonablative remodeling, NAR) 레이저, 고주파, 그리고 고강도 집속형 초음파 등을 이용한 광노화 치료가 한국인에게 안전하고 효과적으로 적용할 수 있는 주류로 자리잡았다.[3,4]

NAR 레이저의 대부분은 1,000~1,500nm 파장, 즉 적외선 영역대의 파장을 가지고 있는데, 깊이 침투하는 특성이 있고, 표피의 손상 없이 진피에 존재하는 수분에 흡수되어 새로운 아교질과 탄력섬유의 생성을 촉진하여 광노화 피부를 치료하는 기전을 갖는다. 한편, 755nm 파장의 알렉산드라이트 레이저는 멜라닌과 탈산소혈색소 (deoxyhemoglobin)에 흡수되며 비교적 깊은 침투력을 갖고 있어 혈관확장, 제모, 멜라닌 세포 모반의 치료 및 광노화 개선에 사용된다.

기존의 여러 연구들에서 아미노레블린산 (aminolevulinic acid)을 도포한 후 광역동치료 (photodynamic therapy, PDT)를 이용하여 피지샘을 파괴하고 피지샘 연관 질환들 (피지샘 증식증, 여드름)을 개선하는 치료의 효용성이 발표 되었다. 최근에는 초음파 피부 침투법을 이용하여 금 나노 입자 (gold nanoparticle)를 피부 내로 침투 시킨 후, 800nm 파장의 다이오드 레이저를 이용한 광열치료 (photothermal therapy, PTT)로 선택적인 피지샘과 모낭의 파괴를 유발하는 새로운 형태의 여드름 치료 방법이 제안되었다. 금 나노 입자는 인체에 알레르기 반응 등을 유발할 가능성이 매우 낮고, 사람을 대상으로 한 임상 연구에 의하면 금 입자의 침투 1달 후 피부조직에 남아있는 금 입자는 발견되지 않아 안전성이 입증되었다.[5] 금 나노 입자는 기계적인 진동을 통해 피지선 및 모낭으로 침투 되며, 표면의 플라즈몬 공명현상 (plasmon resonance)에 의해 전자기파를 흡수하고, 금 표면 전도 전자들이 동위 상 이중극자 진동 (in phase dipole oscillation)을 하고, 그 진동으로 금 주위에 강력한 전자기장이 형성 된다. 이에 따라 흡수된 전자기파는 금속 막에 있는 전도성 전자들을 집단적으로 진동시켜 흡수된 빛이 광열로 변환, 발생한다. 이렇게 발생한 열이 종양 세포 또는 피지샘 등 치료의 목표가 되는 부위를 선택적으로 파괴하는 기전을 나타낸다. 따라서, 의학 분야에서 진단 및 치료에 이용하는 금 나노 복합체 입자와 레이저를 이용하는 방식을 PTT라고 명명한 이유가 된다.

피지샘은 손바닥과 발바닥을 제외한 신체의 모든 부위에 존재하며, 내인성 피부 노화에 의해서 피지샘 활동성의 변화가 일어나 피지 분비가 감소하여 피부 건조증이 발생하고, 외인성 광노화에 의해서는 피지샘 과형성 (sebaceous gland hyperplasia)이 생긴다.[6] 피지샘이 다량으로 분포하는 부위에 피부 처짐, 주름,

확장된 모공 등의 광노화 증상이 현저히 나타나는 경향이 있으므로, 피지샘이 감소된다면 여드름뿐만 아니라 광노화의 치료 및 예방에 도움이 될 수 있다. 이러한 피지샘 분포의 감소는 이소트레티노인의 광노화 치료 기전 중 하나와 마찬가지로, 금 나노 입자를 이용한 PTT를 광노화에 사용하는 치료의 근거가 된다. 아울러, 피지샘 파괴에 의한 모공의 감소뿐만 아니라, 주변 아교질 합성을 증가시켜 주름 및 처진 피부를 개선하는 2형 광회춘술로서의 역할도 할 수 있을 것으로 기대된다.

일반적인 광노화 피부 손상의 단계 분류 상, 노화가 진행된 (class III) 환자를 대상으로 금 나노 입자 용액 침투와 긴 파장 755nm 알렉산드라이트 레이저를 병합한 PTT를 시행한다. 특히, Glogau Photodamage Classification Scale을 이용하면 편리한데(표 16-1), 중등도 이상은 주로 50~65세 이상의 중년으로, 가만히 있을 때에도 얼굴에 주름이 발견되며, 분명한 색소침착, 눈에 띄는 모세혈관 확장증과 각화증, 항상 두꺼운 파운데이션을 하고 다니는 얼굴에 해당된다.

표 16-1. The Glogau Photodamage Classification Scale

Group	Classification	Typical age	Description	Skin characteristics
I	Mild	28–35	No wrinkles	Early photoaging: mild pigment changes, no keratosis, minimal wrinkles, minimal or no makeup
II	Moderate	35–50	Wrinkles in motion	Early to moderate photoaging: early brown spots visible, keratosis palpable but not visible, parallel smile lines begin to appear, wears some foundation
III	Advanced	50–65	Wrinkles at rest	Advanced photoaging: obvious discolorations, visible capillaries (telangiectasia), visible keratosis, wears heavier foundation always
IV	Severe	60–75	Only wrinkles	Severe photoaging: yellow-gray skin color, prior skin malignancies wrinkles throughout: no normal skin, cannot wear makeup because it cracks and cakes

광노화의 개선을 위해 내원한 환자는 상용화된 금 용액을 얼굴 전체에 2 앰플 정도 도포 (약 6~7 mL)하고 5~10분 후, 초음파를 이용하여 약 10분 동안 금을 모공 속으로 침투한다 (sonophoresis). 피부에 직접 흡수되기 위한 입자의 크

기는 약 40nm 이하인 반면, 금 나노 입자의 크기는 150nm 정도 이므로 직접 침투가 어려워 초음파의 기계적 진동을 통해 피지샘 안으로 침투시켜야 한다. 레이저는 긴 파장 755nm 알렉산드라이트/1064nm 엔디:야그 복합기계를 이용하여 약 10-15분간 시행하므로, 총 시술 시간은 30~40분 정도 소요된다. 레이저 세팅은 광노화 피부 정도에 따라 다르게 하는데, 필자의 경우, 제모와 유사하게 755nm wavelength, 10mm spot size, 30 ms pulse width, 15~20 J/cm^2 energy fluence, 1.5 Hz frequency 정도로 약 300~450 shots를 얼굴 전체에 조사하는 방법으로 시행 중이다. 이때 ICD cooling은 꺼진 상태로 시행하는데, 약 42℃ 정도로 피부 온도가 올라갈 때까지, 육안적으로 적당한 홍반이 올라올 때를 국소적인 레이저 시행의 종결점 (endpoint)으로 생각하고 있다. 국소 마취 크림 없이는 중등도 정도의 통증을 호소하는 경우가 있지만, 일반적으로는 마취 크림의 도포 전처치 없이 시행하는 것이 좀 더 효과가 좋다고 판단되어 시술 후 후 처치로 냉찜질을 시행한다. 시술 시에 국소 치료 부위의 홍반과 잔물집이 지속되는 경우가 있는데 (주로 입 주위, 관자놀이 부위), 이는 1~2주 정도 국소 스테로이드 제제를 도포하면 사라지는 일시적인 부작용으로 생각된다. 임상적으로 치료 효과의 평가는 금 나노 용액 PTT 3회 정도 치료 후에 디지털 피부분석기, 더모스코피, 디지털 사진기, 3D 입체카메라 등을 이용하여 치료효과를 판정하고, 환자에게 설명한다.

아직까지, 금 나노 입자 PTT는 생체 외 및 임상연구가 대부분 백인 피부의 여드름 정도를 대상으로 이루어 졌으며, 한국인 피부를 대상으로 한 연구, 특히 광노화 개선에 대한 연구는 없었다. 진피 안쪽까지 광열 효과를 줄 뿐 아니라, 선택적인 피지샘~모낭단위의 파괴를 유도하는 PTT 치료가 기존의 NAR 단독 치료에 비하여 더 적은 회수의 치료를 통해 주름 감소, 모공 개선 등의 광노화 치료 적용에 좋은 참고자료로 활용될 수 있을 것으로 기대한다. 향후, 치료 전후 발암 유전자, 암 억제 유전자, 진피 내 아교질 발현의 변화에 대해 연구하고, 전반적인 금 나노 입자 PTT의 광노화 억제의 과학적 근거를 적립하는 것이 요구된다.

참고 문헌

1. Kerns ML, Chien AL, Kang SW. Skin aging. In: Kang SW, Amagai M, Bruckner AL, eds. Fitzpatrick’ s Dermatology. 9th ed. New York: McGraw-Hill; 2019. p. 1779-1791.
2. Lee YB, Shin JY, Cheon MS, et al. Photorejuvenation using long-pulsed alexandrite and long-pulsed neodymium:yttrium-aluminum-garnet lasers: a pilot study of clinical

outcome and patients' satisfaction in Koreans. J Dermatol 2012;39(5):425–429.

3. Nam JH, Choi YJ, Lim JY, et al. Synergistic effect of high-intensity focused ultrasound and low-fluence Q-switched Nd:YAG laser in the treatment of the aging neck and décolletage. Lasers Med Sci 2017;32(1):109–116.
4. Yim S, Lee YH, Choi YJ, et al. Split-face comparison of the picosecond 1064-nm Nd:YAG laser using a microlens array and the quasi-long-pulsed 1064-nm Nd:YAG laser for treatment of photoaging facial wrinkles and pores in Asians. Lasers Med Sci 2020;35(4):949–956.
5. Paithankar DY, Sakamoto FH, Farinelli WA, et al. Acne treatment based on selective photothermolysis of sebaceous follicles with topically delivered light-absorbing gold microparticles. J Invest Dermatol 2015;135(7): 1727–1734.
6. Zouboulis CC, Boschnakow A. Chronological ageing and photoageing of the human sebaceous gland. Clin Exp Dermatol 2001;26(7):600–607.

17

골드 PTT의 임상 경험

Gold PTT Clinical Experience

루이 피부과
이해웅

새로운 치료법이 개발되고 필드에 나와서 검증의 시간을 가진 후 식약청의 허가를 얻게 되면 피부과 전문의들의 손을 통해 임상에 직접 응용되면서 자리를 잡게 된다. 여드름 치료 영역에서 사용되기 시작한 시술 중 가장 최신 시술로 gold microparticles을 이용한 치료인 골드 PTT 가 있다.

이 시술을 저자가 처음 알게 된 것은 2015년 R. Rox Anderson 교수님의 논문이였고, optical particle을 이용하여 피지선 파괴에 응용한다는 아이디어는 당시 ALA나 methyl ALA PDT 등이 사용되던 시절, 적잖은 부작용으로 사용의 어려움을 겪고 있던 나에게 기대감을 주는 치료로 다가왔다. 하지만, 실제 사용할 수 있는 제품에 대해서는 수년 간 알려지지 않았다.[1]

2019년 초에 중국에서 열린 5 Continent Conference에 참석하여 직접 R. Rox Anderson 교수님을 만나게 되고, 그 분의 강의를 들으면서 gold microparticles을 이용한 여드름 치료가 (Sebacia™) 미국 FDA 허가가 임박했음을 들었다. 그리고 몇 달 후, 국내에서 골드 나노 물질을 이용해서 항암제 연구를 하는 심플스틱이라는 회사에서 여드름 치료용 골드 제품 (2Derma Gold PTT, Simfle-stick, Korea)을 허가 받았다는 기쁜 소식을 알게 되었다. 이후 저자는 국내에서 이 제품을 개발한 개발자 분과 많은 대화를 나누면서 이 제품을 잘 사용할 수 있는 방법에 대해 논의를 하였다.

지금까지 골드 PTT를 사용하면서 다양한 경험을 할 수 있었고, 그 임상적 활용에 대해서 짧게 정리해보고자 한다.

이 시술에서 저자가 가장 중요하게 생각하는 것은 골드 나노 물질을 피지선에 잘 넣어 주는 과정이다.

골드 나노 물질의 침투를 더 잘 시킬 수 있는 방법에 대한 연구 논문을 보면, 20 kHz 의 초음파를 2분간 했을 때, 마사지를 통해 침투를 하는 것과 비교 시 피지선 깊이의 침투 정도는 15.4 배 차이가 났고, 40 kHz 의 경우 20 kHz와 유사한 침투 효과를 보였고, 80 kHz 와 1 MHz 의 경우는 침투 효과가 떨어졌고, iontophoresis 역시 효과가 적었다고 한다.[2]

개인적으로 push and pull 작용으로 더 빠르게 침투를 할 수 있는 hammering 저주파 초음파(그림 17-1)를 사용하는 것이 골드의 사용량을 최소로 하면서 효과적으로 원하는 곳에 넣어주는 방법이라고 생각한다.

최근 Sebacia™를 이용한 multicenter 임상 결과를 보면 매주 3회 치료 종료 후 12주 follow-up에서 76% 인 25명 중 19명에서 평균 63% 의 여드름 병변 감소가 관찰되었고, 81% 의 환자가 매우 만족, 비교적 만족한 결과를 얻었다고 한다.

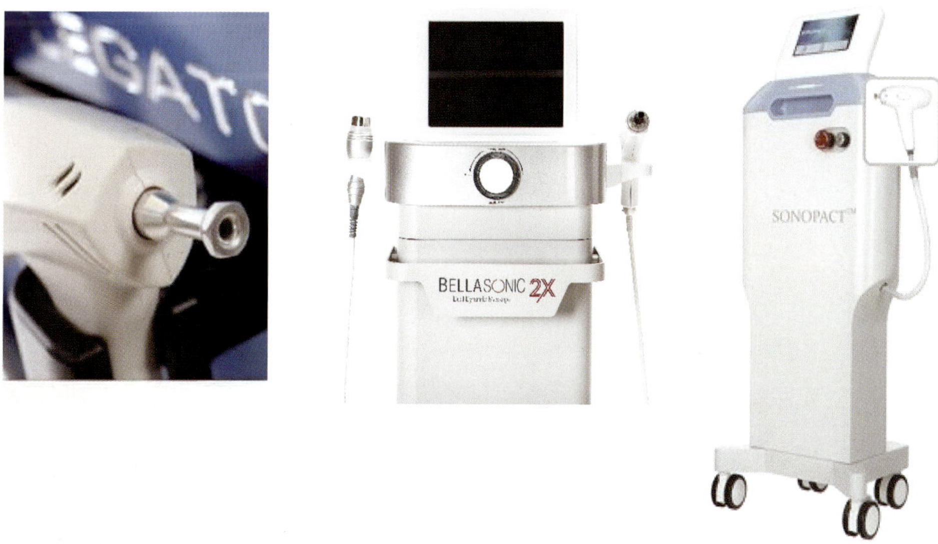

그림 17-1. Hammering 저주파 초음파 장비

부작용으로는 통증, 일시적인 홍반, 모낭주변 부종 등이 있을 수 있으나 수시간 내에 다 호전되는 양상을 보인다.[3] 이 논문에서 보면 3명의 환자에서 검은 반점이 관찰되었다고 언급되어 있는데, 농포가 터지면서 gold microparticles 가 진피에 국소적으로 다량 축적되어 생기는 것으로 추측되므로 조심해야 한다고 언급되어 있다. 개인적으로 혹시 모를 이런 문제점의 발생을 막기 위해 심한 염증을 동반한 농포 및 구진의 경우, 병변부 배농 및 압출을 하지 않고 최소량의 앰플을 초음파 (40 kHz, Bellapact™, TCELLMED, Korea) 이용해서 침투시키고 있다.

침투를 시킨 이후, 어떤 광원을 이용하여 활성화를 시키는 것이 피지선 파괴에 가장 좋을까?

실험실적으로 골드 나노 물질의 파장에 따른 흡광도를 보면 800nm 대에서 가장 높고 1000nm 이후에도 조금 낮지만 흡광도가 유지된다.

이론적으로 그리고, 여러 논문을 참고로 할 때 800nm의 diode laser를 사용하는 것이 효과면에서 가장 좋을 수 있는데, 이 경우, 너무 갑자기 열이 많이 올라가는 경우를 임상에서 경험하게 된다. 그리고, 이 파장대 레이저가 제모용으로 사용되기 때문에 남자 환자의 경우, 원하지 않는 제모가 되거나 열에 의해 자극이 생기는 경우를 경험할 수 있다. 이에 저자는 여성 환자의 경우, 에너지를 좀 낮게 세팅하여 810nm의 diode 레이저를 사용하는 경우가 있고, 915nm의 diode와 bipolar RF 가 같이 나오는 motif IR (ePlus system, Candela, USA) 을 남녀 환자 모두 사용하고 있다. 보통 많이 사용하는 1064nm 롱펄스 Nd:YAG laser (SP dynamis, Fotona, Slovenia)를 사용해서 genesis 방식 또는 superlong pulse modc로 치료 하기도 하고, 털이 많은 남자 환자나 경표피 수분 소실 정도가 높아져 있는 피부 장벽의 손상이 동반된 환자들의 경우, 온도 센서가 부착된 1320nm 파장대의 Nd:YAG laser (Coolbreeze, USA)를 이용하여 치료를 하기도 한다.

골드 PTT 치료에 어떤 레이저가 가장 좋은가를 단정적으로 말하기는 힘들고, 부작용 없이 피지선에 열전달을 잘 하기 위해서는 각각의 케이스에 따라 적합한 레이저를 잘 선택하는 것이 중요하다고 말하고 싶다.

개인적인 치료 경험 상, 일시적인 홍반 및 부종 이외에는 시술 후 심한 부작용 예는 경험한 바 없고, 시술과 관련된 금에 의한 색소 침착 등은 없었다. 아무래도 시술 비용을 무시할 수 없기 때문에 기존 치료에 잘 반응하지 않는 심한 염증성 여드름이나 턱에 계속 재발하는 성인형 여드름을 주 적응증으로 치료하고 있다. 치료를 하면서 느끼는 점 중에 하나는 아무래도 모피지 단위에 열전달을 증강시키는 개념의 치료다 보니 여드름이 좋아지면서 피부결이 좋아지고 모공이 좁아지는 등의 부수적인 효과이다.

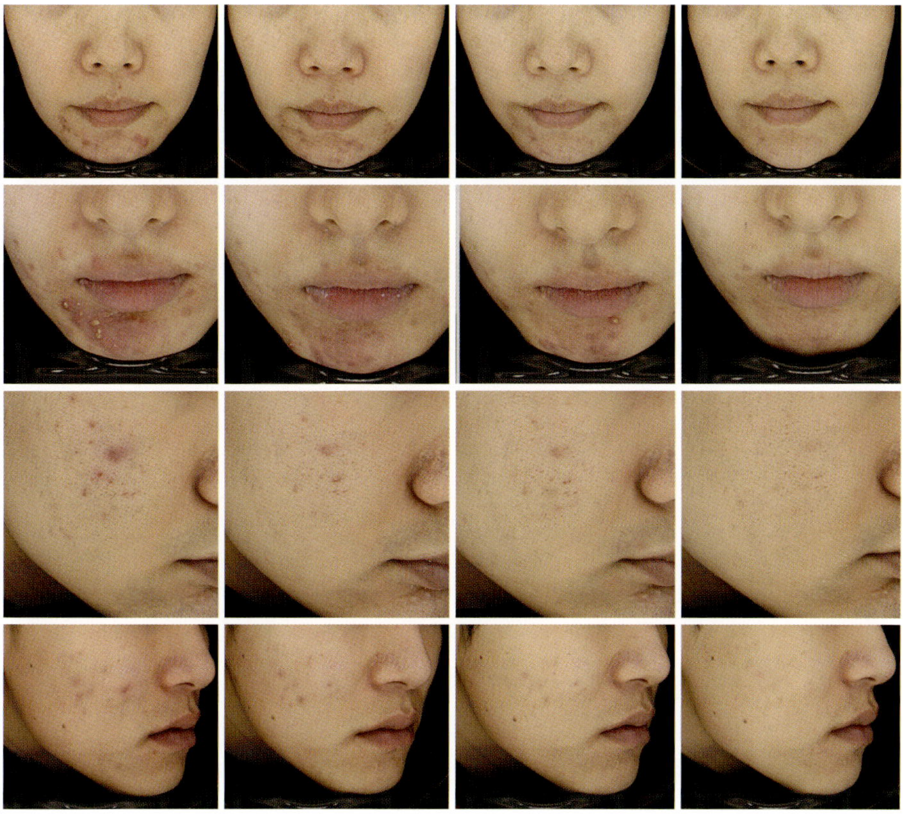

그림 17-2. Clinical photograph of treatment with gold PTT

향후 골드 PTT(그림 17-2)는 여드름 이외에도 구진농포성 주사, 모공 치료, 피부 회춘술, 리프팅 시술의 전 처치 등으로 사용될 가능성이 높다고 생각하고, 특히 구진농포성 주사의 경우, 모피지 단위에 열을 올리는 과정을 통해 모낭충 사멸을 도모해서 임상적 호전을 만들 수 있고, 임상에 적용하여 좋은 효과를 만들어 내고 있다.

여드름 치료에 왕도는 없다.

그리고, 새로운 치료법은 피부과 전문의의 심장을 다시 두근거리게 한다. 골드 PTT 를 사용하면서 더 많은 피부과 전문의들의 심장이 두근거리길 바래 본다.

참고 문헌

1. Paithankar DY, Sakamoto FH, Farinelli WA et al. Acne treatment based on selective photothermolysis of sebaceous follicles with topically delivered light absorbing gold microparticles. J Invest Dermatol. 2015; 135(7) : 1727-34
2. Paithankar D, Hwang BH, Munavalli G et al. Ultrasonic delivery of silica-gold nanoshells for photothermolysis of sebaceous glands in humans: nanotechnology from the bench to clinic. J Control Release 2015; 206: 30-6
3. Fuchs CSK, Bay C, Adatto M, Lomholt H, Haedersdal M. Acne treatment with light absorbing gold microparticles and optical pulses: An open-label European multi-centered study in moderate to moderately severe acne vulgaris patients. Lasers Surg Med 2019; 52(8): 686-693
4. 이해웅 여드름 치료 나는 이렇게 한다. 나만의 노하우. 대한피부과의사회지 2019; 79: 15-19
5. 이해웅 Gold Photothermal Therapy: New Era of Acne Treatment. Dermatology Today 2020; 10 (1): 12-18

18

골드 PTT의 임상 경험

Gold PTT Clinical Experience

나의미래피부과
노효진

Case 1

상기 환자는 31세 여환으로, 지난 5년동안 여드름 치료를 위해 isotretinoin 복용을 이어오다 중단하기를 반복해왔지만 isotretinoin을 끊고 나면 곧 얼마 지나지 않아 악화되는 것을 경험해왔다.

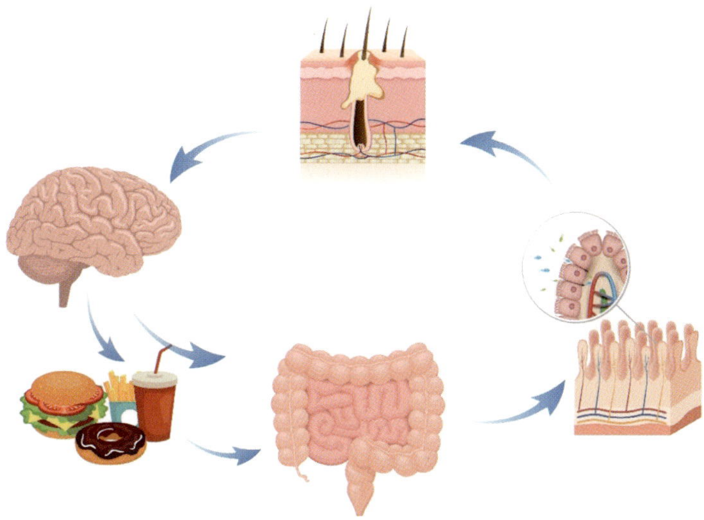

그림 18-1. 여드름 발생에 있어서 Gut-brain-skin axis

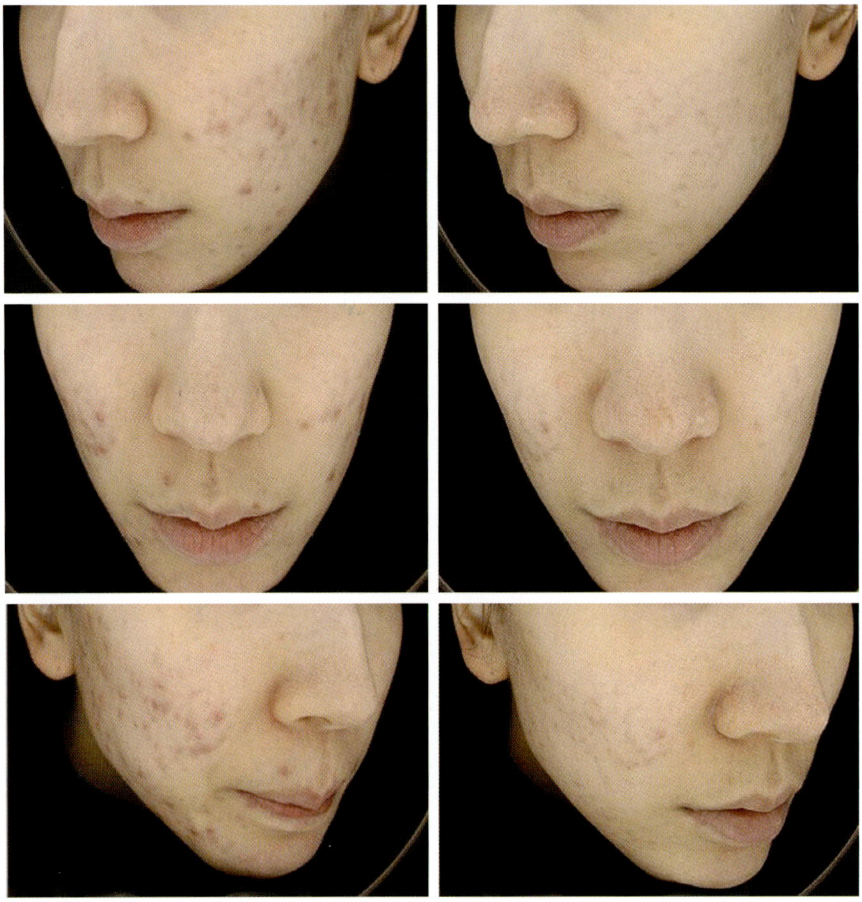

그림 18-2. Case 1 환자의 치료 전후

성인기에 여드름이 발생하고 악화되는 많은 환자들에게 공통적으로 관찰되는 특징 중에는 청소년기에는 여드름이 전혀 없다가 사회 생활을 시작하면서 여드름이 시작된 경우가 많았고 사회적 활동을 통해 발생하는 정신적 육체적 스트레스에 민감한 경우가 많았으며 이를 보통 High glycemic diet를 통해 해소하는 경향을 보였다(그림 18-1).

상기 환자 역시 대표적인 High glycemic diet인 정제밀로 요리된 밀가루 음식을 매우 좋아하였다. 치료에 들어가기에 앞서 밀가루 음식을 제한해야 됨을 설명하였고 골드 PTT로 치료를 시작하였다 골드 PTT 치료는 2주간격으로 치료하였으며 3회차가 넘어 가면서부터 염증이 전에 보다 덜 올라오는 것을 환자가 느끼기 시작했다. 5회차가 되었을 때 확연한 호전 정도를 타인이 봐도 알아볼 만큼 개선되었다. 또한 밀가루 음식을 제한한 후 전에 느끼지 못한 속 편안함을 느꼈다. 이전에는 당연시 느꼈던 속 불편감이 확연히 줄어 들었고 배변 활동이 원활해지는 것을 느끼게 되었다. 5회차 치료 후 여드름 증상 감소가 뚜렷해져 3회 더 치료한 8회차 이후로는 여드름 병변 거의 발생하지 않았다. 이후 1달 간격으로 2회 더 유지 치료하여 총 10회를 치료한 후 더 이상의 악화 병변 없이 치료 종료되었다.(그림 18-2)

Case 1 환자는 총 10회의 골드 PTT치료를 2주간격으로 8회, 나머지 2회는 1달 간격으로 1064nm long pulsed Nd:YAG 레이저 제네시스 테크닉(photo-modulation mode 6mm 0.3ms 10J total 1500 shots, photo-thermolysis mode 10ms/20ms/30ms 12J, total 500-600shots)를 이용하여 치료 했다.

Case 2

상기 환자는 30세 남자 환자로 수년 동안 악화된 성인기 여드름때문에 isotretinoin을 복용하다가 복용기간이 너무 길어지면 항생제 minocycline 그리고 doxycycline을 번갈아 가며 복용 중이었다. 염증은 매우 깊고 크게 발생하였으며 심한 통증을 호소하였다.

여드름의 치료 약제로 크게 사용할 수 있는 isotretinoin과 항생제 minocycline 그리고 doxycycline으로 조절되지 않는 환자들을 종종 만나게 된다. 이들 중에는 기존의 여드름 레이저치료, 약물치료와 국소도포제 또는 필링이나 PDT 등 거의 모든 여드름 치료에도 불구하고 호전되지 않는 경우가 있다. 이때 고려해줘야 할 치료 방법으로는 장내 제균 치료가 있다. 여드름은 단순히 피부 내 모낭과 피지샘만의 문제가 아니라 장내 염증 반응에서 여드름의 또 다른 연결 고리를 찾을 수 있다.(그림 18-3)

이런 경우 장내 유해균에 대한 치료를 하게 되는데, 장내 유해균을 확인하는 유기산검사를 해보면 크게 세가지 (Yeast and Fungal Markers, Bacterial Markers, Clostridia Bacterial Markers) 유해균을 확인할 수 있다. 이런 유해균 치료를 위해서는 각각 Yeast와 Fungus에는 Nystatin, Bacteria에는 Rifaximin, Clostridia Bacteria균에는 Metronidazole을 사용한다. 각각의 약제들은 체내 흡수율은 낮으면서 점막 유해균을 제거할 수 있어 장내 제균 치료에 있어 효과적

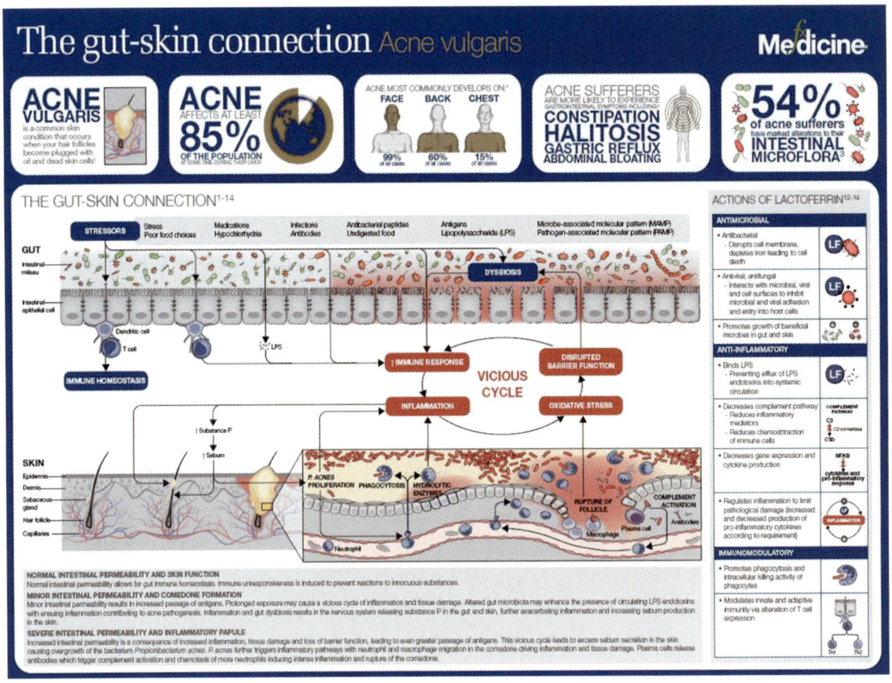

그림 18-3. 여드름에서의 Gut-Skin connection

이다. 또한 장내 염증 반응을 악화시킬 수 있는 High glycemic diet에 대해서는 줄이는 것이 아니라 제한하는 것이 제균 치료의 효과를 배가시킬 수 있다.

상기 환자 역시 위의 3가지 약제를 복용하는 제균 치료와 High glycemic diet를 제한하면서 골드 PTT치료를 시작하였다. 2주간격의 골드 PTT치료에서 3회차까지는 병변이 좀 더 악화되는 듯한 양상을 보이기도 하였으나 4회차부터 염증 반응 호전되었으며 7회차 되었을 때 확연한 염증 감소를 보였다. 그리고 전에 없던 체중 감소와 얼굴 톤이 밝아지는 부가적인 효과도 거두게 되었다. 총 10회 치료를 하여 치료를 종료하였다. 예전 여드름 치료 후에는 1-2주 이내로 악화되어 다시 약물 복용을 해왔으나, 골드 PTT치료 후에는 3개월이 지난 지금까지 여드름 발진 없이 생활하고 있다.

이 환자와 같이 피부 타입이 짙은 경우 또는 얼굴에 털이 많은 경우에는 1064nm 파장의 제네시스 레이저를 시행하면 금방 뜨거워하거나 털 있는 쪽 염증 부위에 레이저를 조사하면 수염이나 털에 레이저가 많이 흡수되면서 통증을 호소하거나 따가워하는 경우가 생긴다. 이럴 경우 1064nm 파장에 비해서 멜라닌에 대한 흡광도가 현저히 낮은 1320nm 파장을 선택하면 좀 더 안정적으로 시

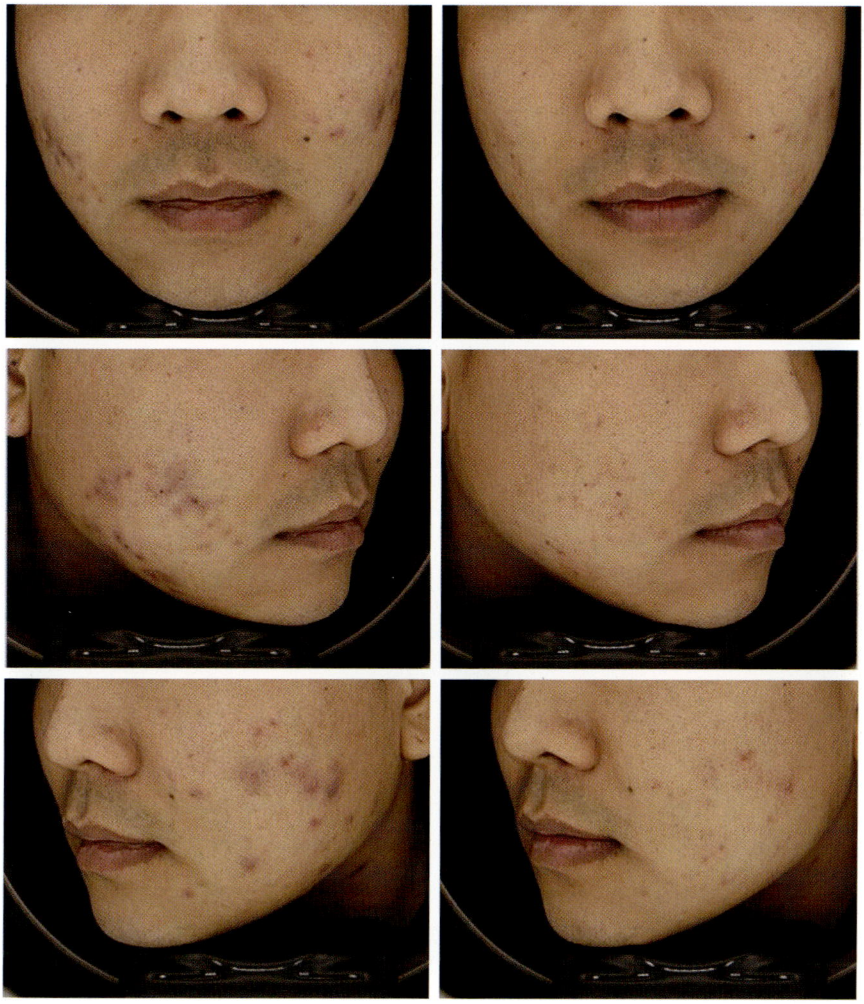

그림 18-4. Case 2 환자의 치료 전후

술할 수 있는 장점이 있다.

Case 2 환자는 총 10회의 골드 PTT 치료를 2주간격으로 1320nm long pulsed Nd:YAG 레이저 제네시스 테크닉(photo-modulation mode 6mm 0.3ms 4.5J total 1500 shots, photo-thermolysis mode 10ms/20ms/30ms 5.5J, total 500-600shots)를 이용하여 치료 했다.(그림 18-4)

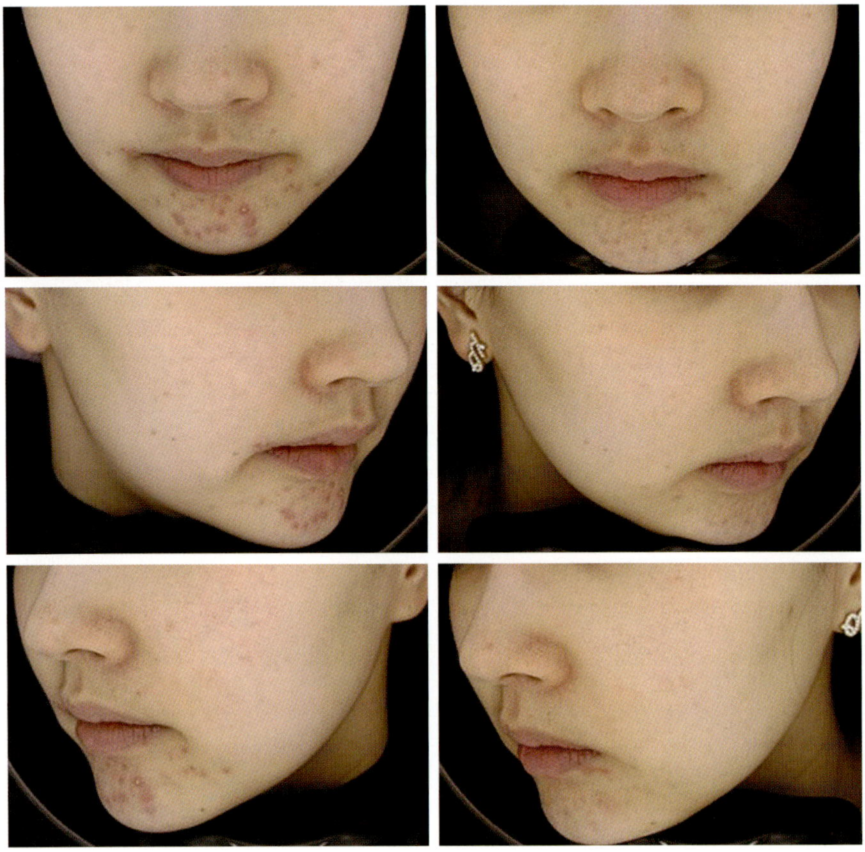

그림 18-5. Case 3 환자의 치료 전후

Case 3

상기 환자는 28세 여자 환자로 유독 턱 끝에 국한되어 여드름 발진이 반복되는 것을 경험해왔다.

이렇게 국소병변에 반복해서 여드름 발진이 발생하는 경우 골드 PTT에 좋은 반응을 보였는데 골드 PTT의 Photo-thermolytic effect를 이용해서 반복 재발하는 염증 부위의 모낭과 피지샘을 국소적으로 파괴한다는 개념으로 치료적 접근을 시도해보면 좋은 결과를 보인다.

Case 3 환자는 총 5회의 골드 PTT 치료를 2주간격으로 1064nm long pulsed Nd:YAG 레이저 제네시스 테크닉(photo-thermolysis mode 10ms/20ms/30ms 12J, total 500-600shots)를 이용하여 치료 했다.(그림 18-5)

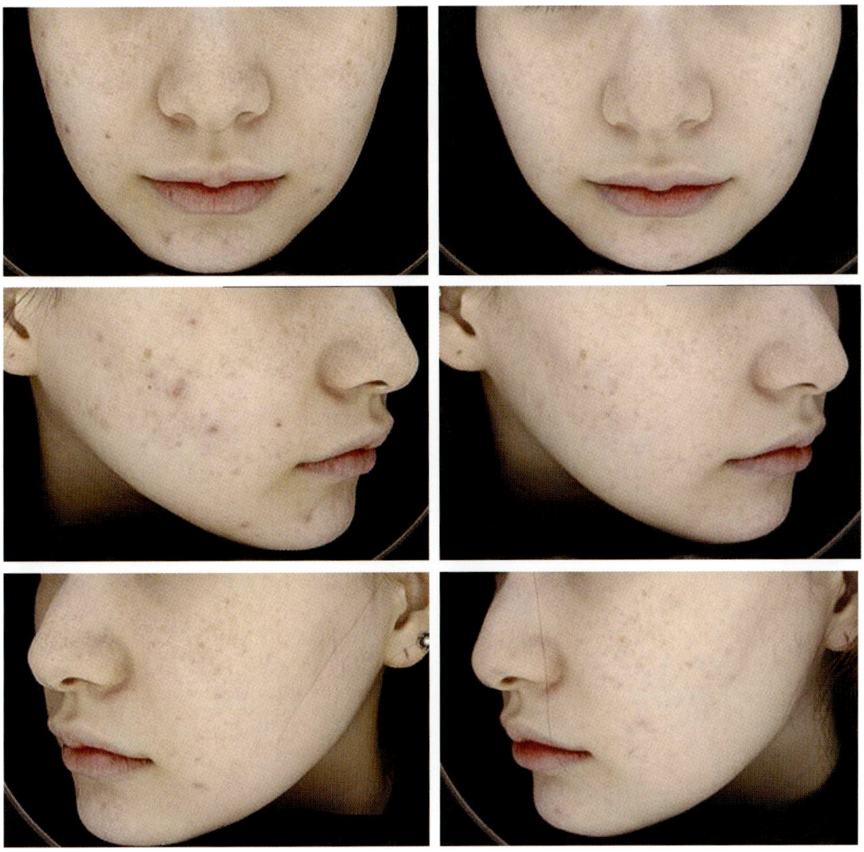

그림 18-6. Case 4 환자의 치료 전후

Case 4와 5

상기 환자들은 여드름이 심하게 발생하지는 않았지만 여드름이 지속적으로 생겨 골드 PTT치료를 하게 되었다. 그 결과 여드름 병변의 호전과 함께 부가적으로 모공의 축소와 피부결의 개선이 나타났다.

모낭 안에 들어가 있는 골드 나노파티클은 표피를 보호하면서도 진피층에만 마치 레이저 power density를 증폭시킬 수 있는 일종의 레이저 중계소 역할이 가능하다. 골드 나노파티클은 나노 입자보다 큰 파장의 레이저가 지나갈 때 금속 표면의 free electron이 파장에 따라 +/− charge가 위아래 바뀌는 surface plasmon resonance현상이 나타나게 되는데 이로 인한 전자기장의 형성과 거기에 더해지는 레이저의 heat diffusion 효과가 더 해지면 피지샘의 감소 또는 파괴 현상과 함께

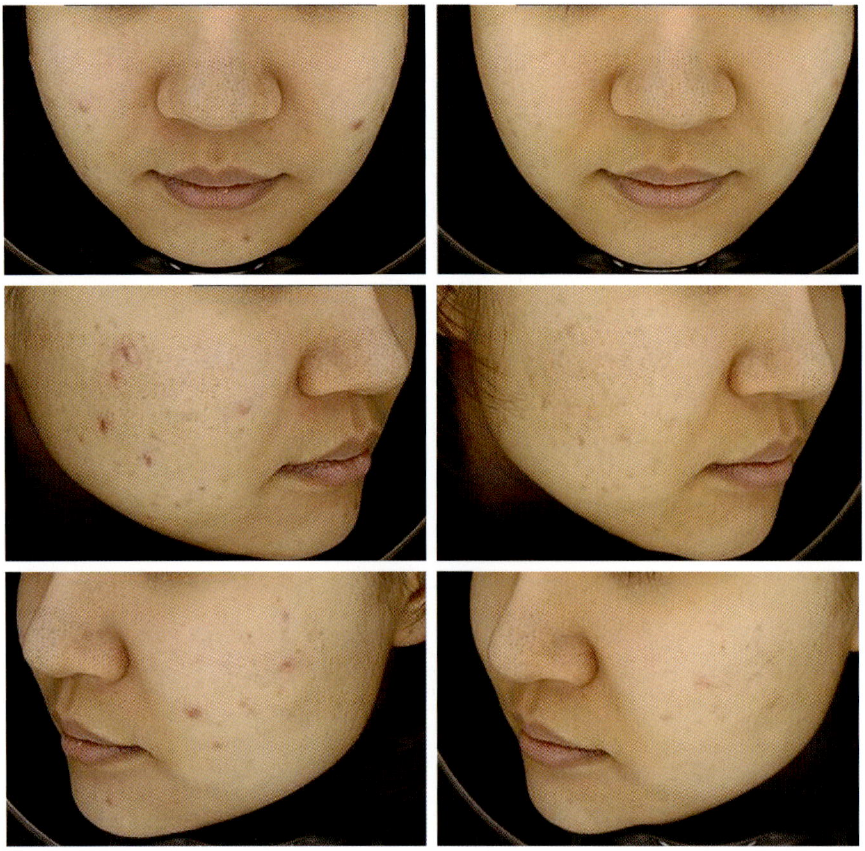

그림 18-7. Case 5 환자의 치료 전후

진피 내에 열을 일시적으로 저장했다가 주변으로 열을 전달해주며 피부결과 모공의 개선 효과를 나타내게 되었을 것으로 생각된다.

Case 4 환자는 총 5회의 골드 PTT치료를 2주간격으로 1064nm long pulsed Nd:YAG 레이저 제네시스 테크닉(photo-modulation mode 6mm 0.3ms 10J total 1500 shots, photo-thermolysis mode 10ms/20ms/30ms 12J, total 500-600shots)를 이용하여 치료 했다.(그림 18-6)

Case 5 환자는 총 7회의 골드 PTT치료를 2주간격으로 1064nm long pulsed Nd:YAG 레이저 제네시스 테크닉(photo-modulation mode 6mm 0.3ms 10J total 1500 shots, photo-thermolysis mode 10ms/20ms/30ms 12J, total 500-600shots)를 이용하여 치료 했다.(그림 18-7)

19

골드 PTT의 임상 치료예

Gold PTT Clinical Experience

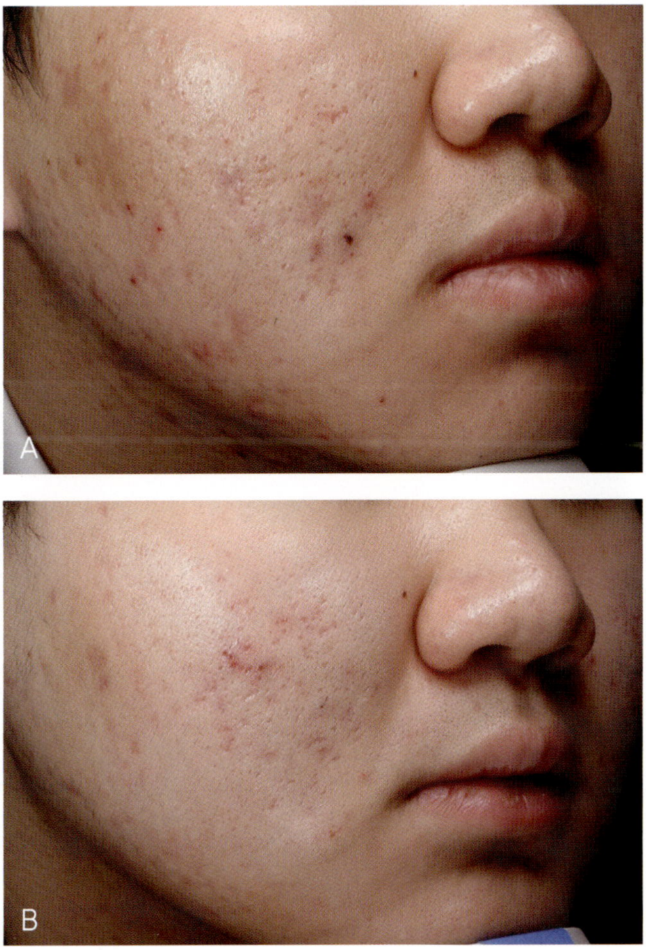

그림 19-1. 여드름 골드 PTT, A. 치료전, B. 치료후

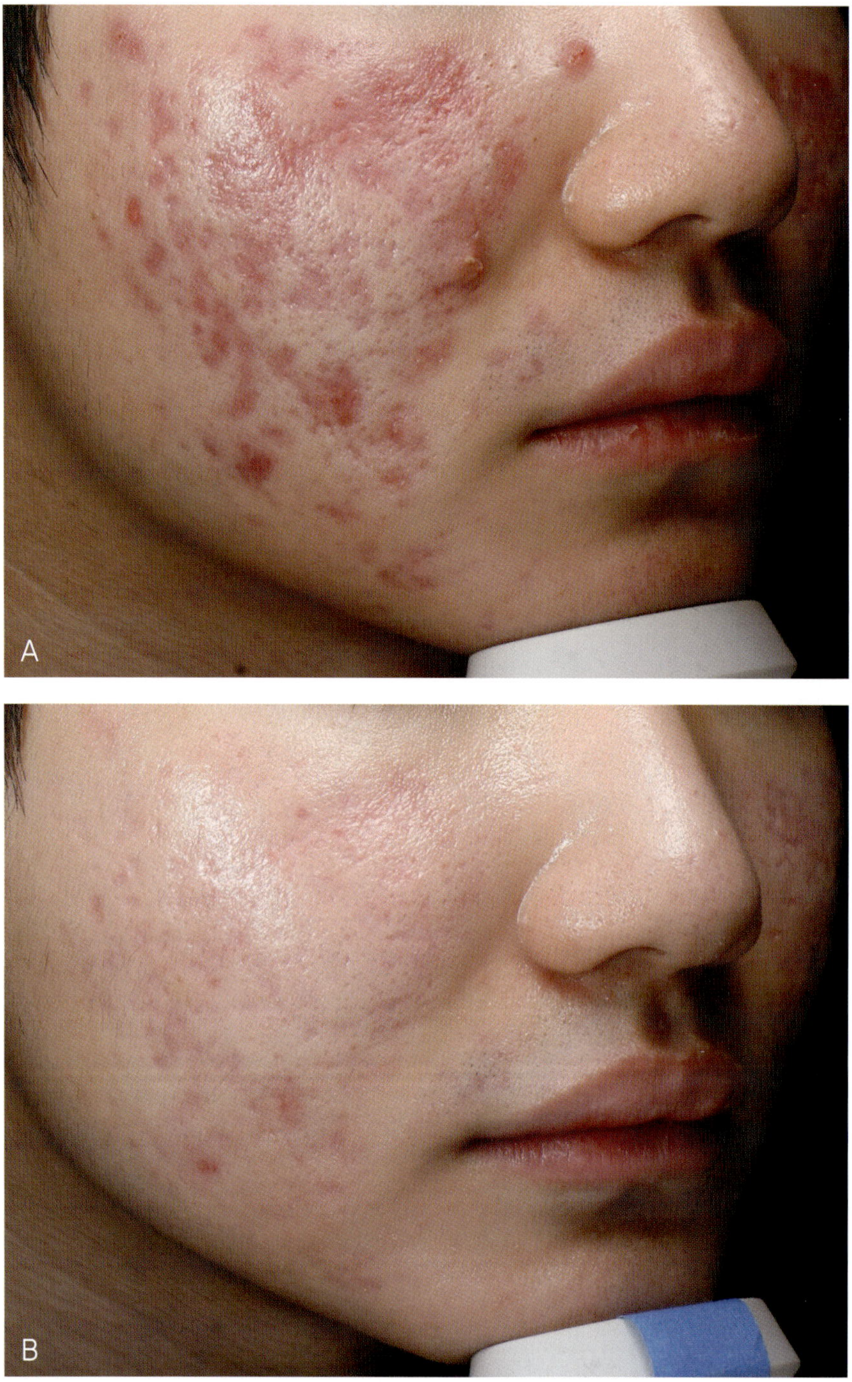

그림 19-2. 여드름 골드 PTT, A. 치료전, B. 치료후

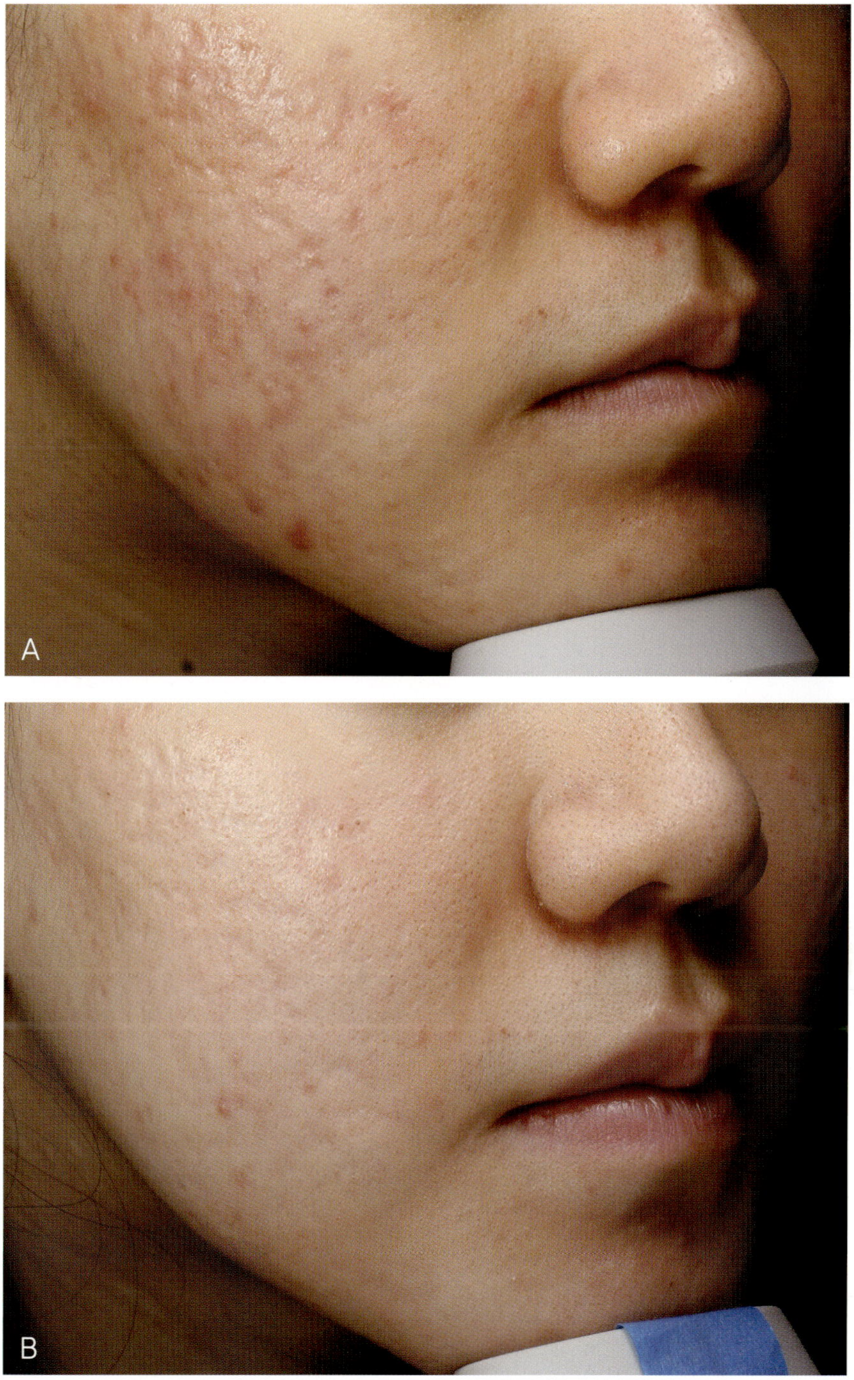

그림 19-3. 여드름 골드 PTT, A. 치료전, B. 치료후

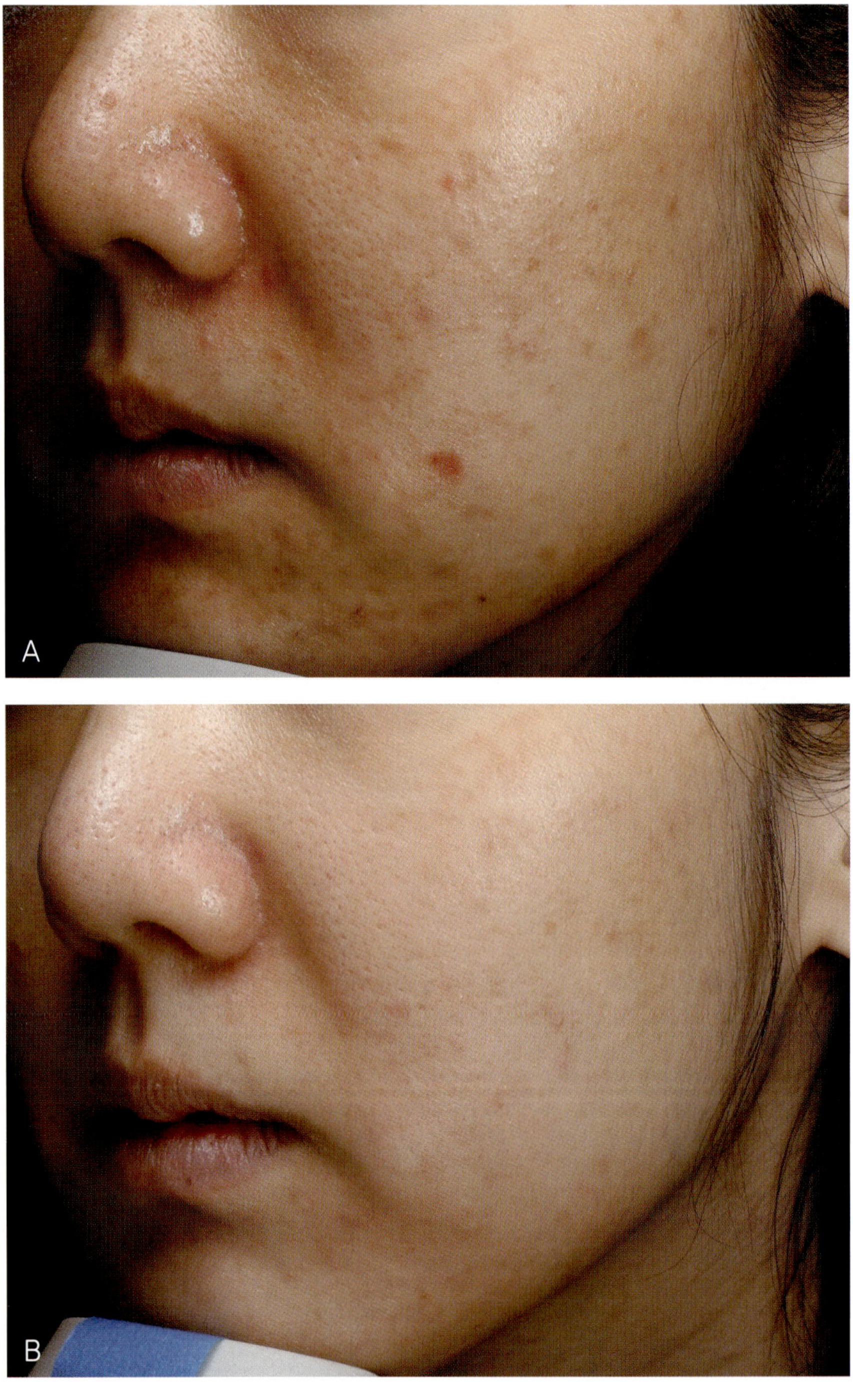

그림 19-4. 여드름 골드 PTT, A. 치료전, B. 치료후

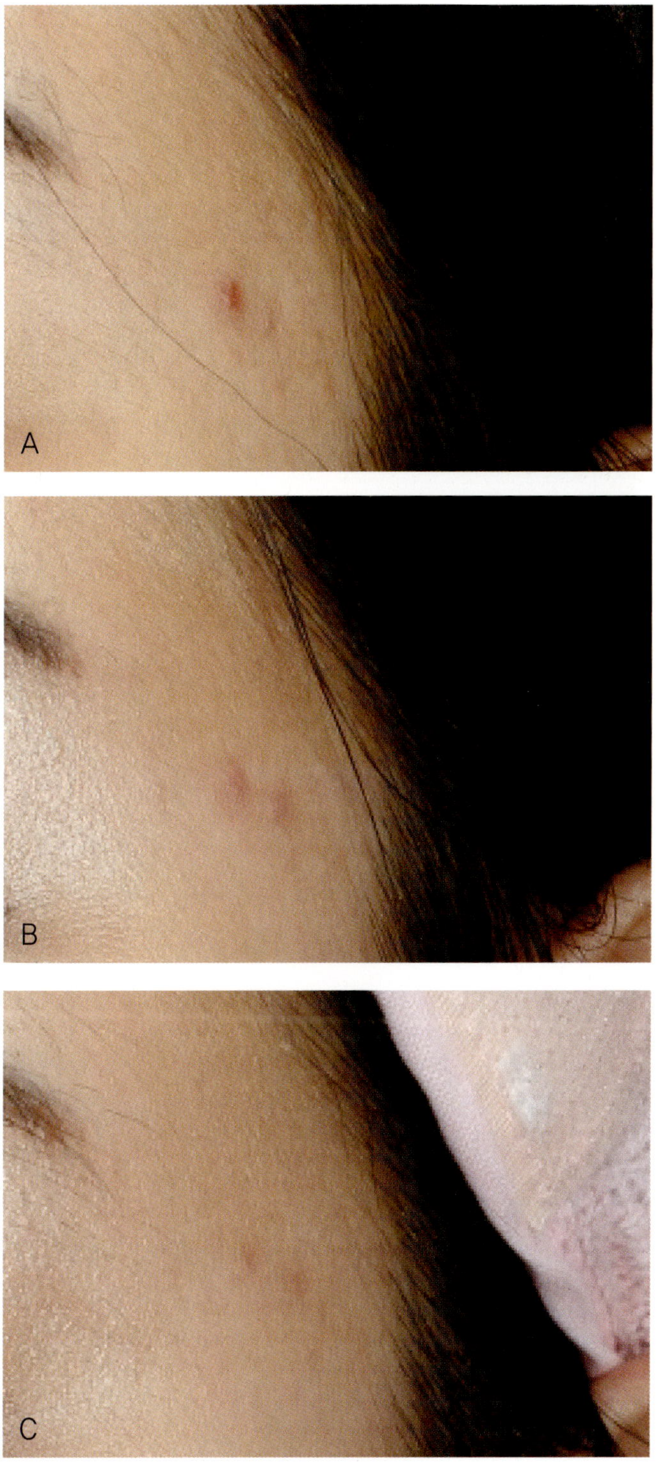

그림 19-5. Intralesional Gold PTT, A. 치료전, B. 1주후, C. 8주후

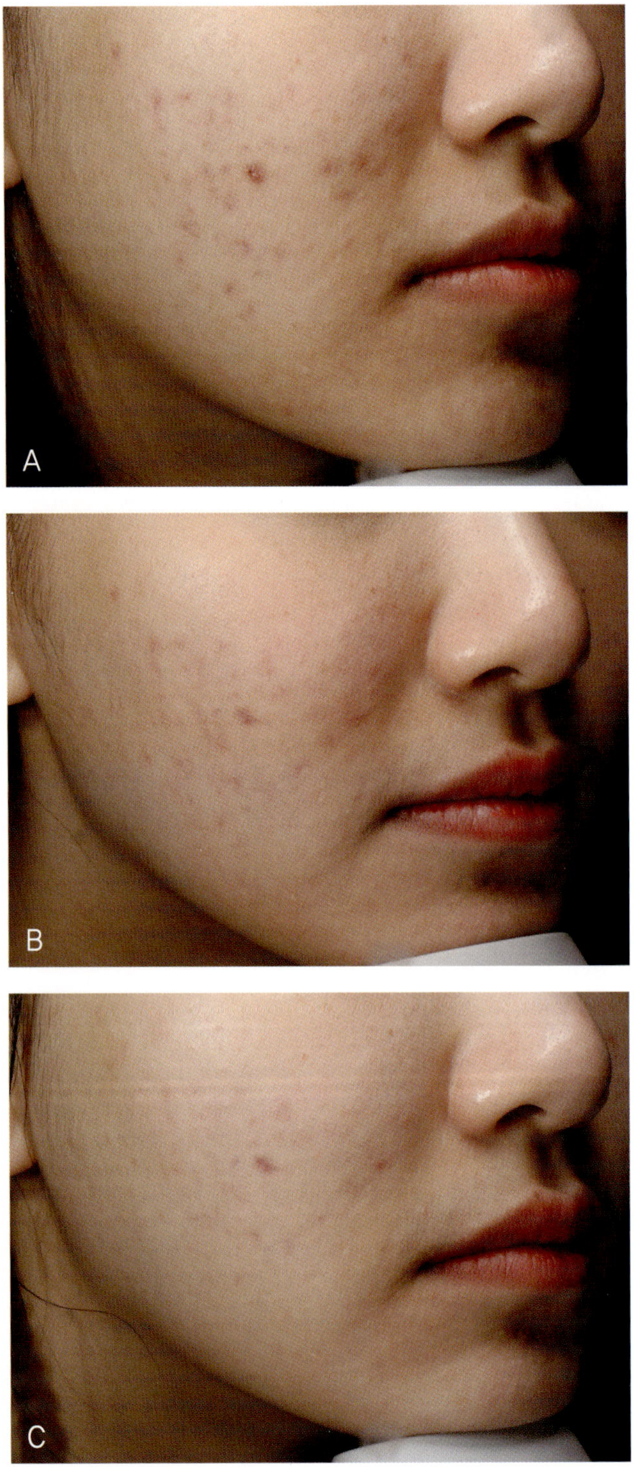

그림 19-6. 여드름 골드PTT, A. 치료전, B. 1회 치료후, C. 2회 치료후

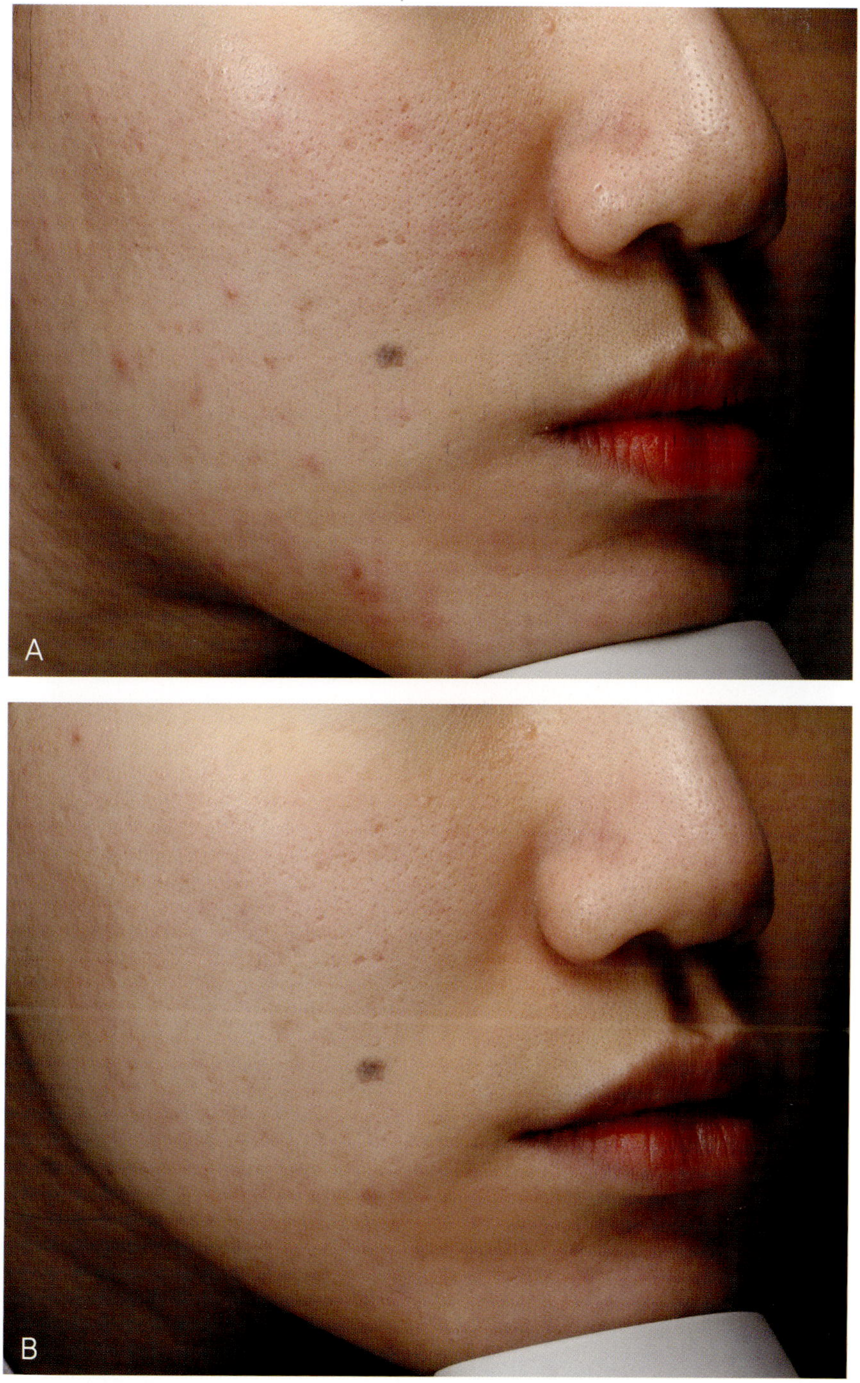

그림 19-7. 여드름 골드 PTT, A. 치료전, B. 치료후

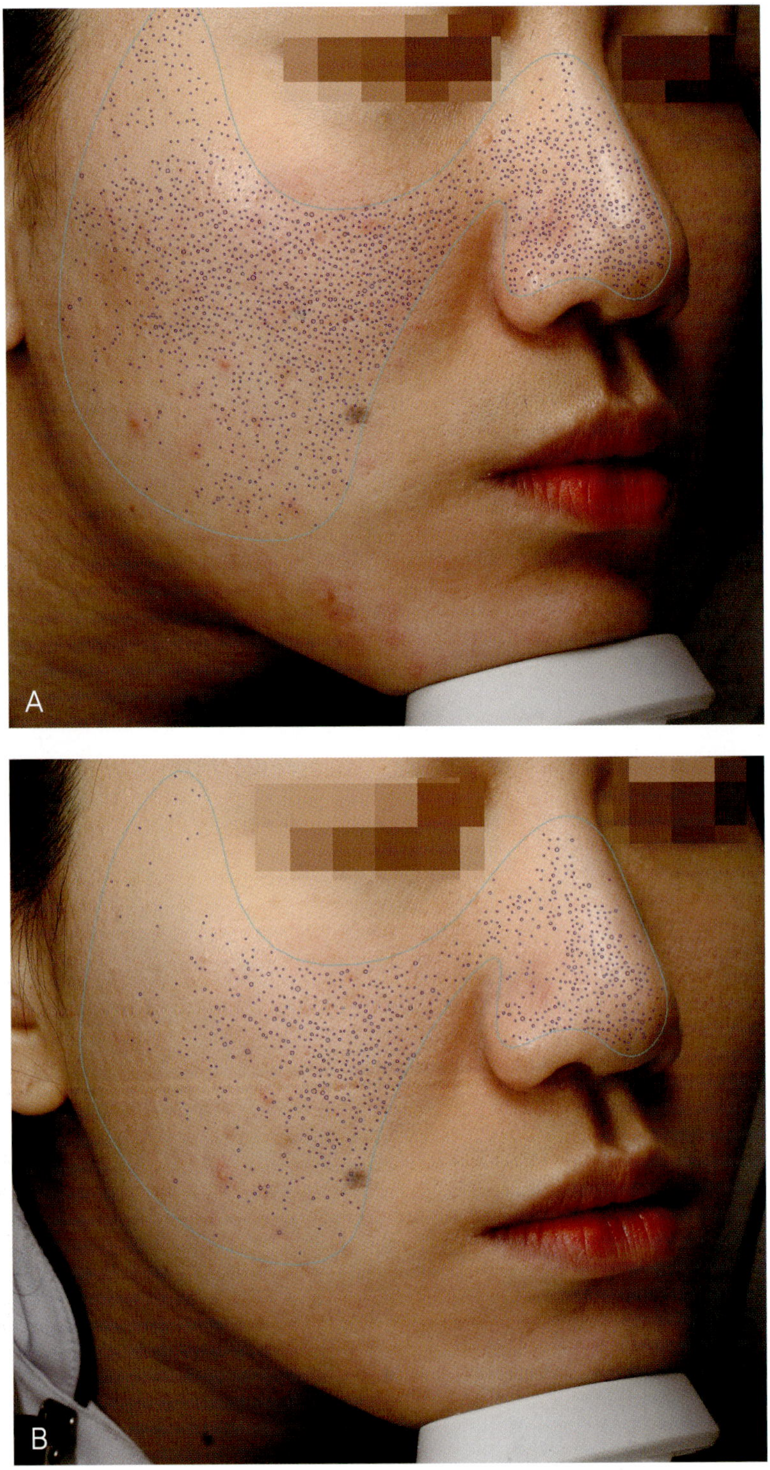

그림 19-8. 넓은 모공 골드 PTT, A. 시술전, B. 시술후

참고 문헌

1. Paithankar DY, Sakamoto FH, Farinelli WA, et al. Acne Treatment Based on Selective Photothermolysis of Sebaceous Follicles with Topically Delivered Light-Absorbing Gold Microparticles. J Invest Dermatol. 2015;135(7):1727-1734.
2. Park KY, Han HS, Hong JY, Seo SJ, Lee SJ. Gold nanoshell-mediated photothermal therapy for acne vulgaris. Dermatol Ther. 2020;33(1):e13189.
3. Lee SJ, Jung J, Seok SH, Kim DH. Gold Nanoshell-Mediated Photothermal Therapy for Facial Pores. Medical Lasers; Engineering, Basic Research, and Clinical Application 2019; 8(2): 97-100.
4. Lee SJ, Park SJ, Park JW, Park KY, Seo SJ. A novel acne treatment: photothermal therapy with intra-lesional injection of magnetic-core-gold-particle. J Korean Acne Ros Soc. 2020;8(1):29-31.
5. Fuchs CSK, Ortner VK, Mogensen M, Philipsen PA, Haedersdal M. Transfollicular delivery of gold microparticles in healthy skin and acne vulgaris, assessed by in vivo reflectance confocal microscopy and optical coherence tomography [published online ahead of print, 2019 Mar 5]. Lasers Surg Med. 2019;10.1002/lsm.23076.
6. Fuchs CSK, Ardigo M, Haedersdal M, Mogensen M. In Vivo Reflectance Confocal Microscopy of Gold Microparticles Deposited in the Skin. A Case Report on Cutaneous Chrysiasis. Lasers Surg Med. 2020;52(1):13-16.
7. Paithankar D, Hwang BH, Munavalli G, et al. Ultrasonic delivery of silica-gold nanoshells for photothermolysis of sebaceous glands in humans: Nanotechnology from the bench to clinic. J Control Release. 2015;206:30-36.
8. Fuchs CSK, Bay C, Adatto M, Lomholt H, Haedersdal M. Acne Treatment With Light Absorbing Gold Microparticles and Optical Pulses: An Open-Label European Multi-Centered Study in Moderate to Moderately Severe Acne Vulgaris Patients. Lasers Surg Med. 2019;51(8):686-693.
9. Huang X, Jain PK, El-Sayed IH, El-Sayed MA. Plasmonic photothermal therapy (PPTT) using gold nanoparticles. Lasers Med Sci. 2008;23(3):217-228.
10. Mitragotri S, Kost J. Low-frequency sonophoresis: a review. Adv Drug Deliv Rev. 2004;56(5):589-601.
11. Sult R. Treatment of Acne Vulgaris with Long Pulsed 1064nm Nd:YAG Laser. Journal of the Laser and Health Academy. 2014;1:57-60.
12. Ganceviciene R, Meskauskas R, Berzanskyte A. Treatment of Acne Vulgaris with 1064nm Nd:YAG Laser. . Journal of the Laser and Health Academy. 2015;1:15-19.
13. Lee J, Yang J, Ko H, Oh S, Kang J, Son J, Lee K, Lee SW, Yoon HG, Suh JS, Huh YM, Haam S. Multifunctional Magnetic Gold Nanocomposites: Human Epithelial

Cancer Detection via Magnetic Resonance Imaging and Localized Synchronous Therapy. Adv. Funct. Mater. 2008,;18: 1–8.

14. Hongcharu W, Taylor CR, Chang Y, Aghassi D, Suthamjariya K, Anderson RR. Topical ALA-photodynamic therapy for the treatment of acne vulgaris. J Invest Dermatol. 2000;115(2):183–192.
15. Gold MH, Bradshaw VL, Boring MM, Bridges TM, Biron JA, Carter LN. The use of a novel intense pulsed light and heat source and ALA-PDT in the treatment of moderate to severe inflammatory acne vulgaris. J Drugs Dermatol. 2004;3(6 Suppl):S15–S19.

찾아보기

ㅇ

ㅈ

ㅊ

ㅋ

ㅌ